吃对三餐

降血压

远离高血压

主　编　张　晔 ｜ 解放军 309 医院营养科前主任

副主编

史文丽 ｜ 中国康复研究中心北京博爱医院
临床营养科副主任营养师

沈婷婷 ｜ 中国注册营养师

 中国纺织出版社有限公司

图书在版编目（CIP）数据

吃对三餐降血压：远离高血压 / 张晔主编 . —— 北京：
中国纺织出版社有限公司，2020.2 （2021.2重印）
ISBN 978-7-5180-6390-1

Ⅰ.①吃… Ⅱ.①张… Ⅲ.①高血压 - 食物疗法
Ⅳ.① R247.1

中国版本图书馆 CIP 数据核字（2019）第 147217 号

主　编　张　晔
副主编　史文丽　沈婷婷
编委会　张　晔　史文丽　沈婷婷　石艳芳　张　伟
　　　　石　沛　赵永利　王艳清　姚　莹

责任编辑：樊雅莉　　责任校对：寇晨晨　　责任印制：王艳丽

中国纺织出版社有限公司出版发行
地址：北京市朝阳区百子湾东里 A407 号楼　邮政编码：100124
销售电话：010－67004422　传真：010－87155801
http://www.c-textilep.com
中国纺织出版社天猫旗舰店
官方微博 http://weibo.com/2119887771
天津千鹤文化传播有限公司印刷　各地新华书店经销
2020 年 2 月第 1 版　2021 年 2 月第 2 次印刷
开本：710×1000　1/16　印张：12
字数：137 千字　定价：49.80 元

凡购本书，如有缺页、倒页、脱页，由本社图书营销中心调换

前言

　　饮食不规律、热量摄入过多、营养搭配不均衡、油腻咸甜等重口味……再加上运动量少、吸烟酗酒等不良生活习惯，我国百姓的高血压患病率呈持续上升趋势，更值得关注的是高血压发病日趋年轻化。高血压不但发病率高，而且会引起严重的心、脑、肾等并发症，致残率和死亡率极高。

　　若想改变这种状态，就要对高血压有一个科学的认识。我们要意识到，高血压是"生活方式病"，要想摆脱其对健康的威胁，首先要从三餐入手。高血压患者在做好药物治疗的基础上，可以通过饮食调养将血压控制在正常范围，像健康人一样生活。

　　为了让高血压患者了解吃什么，怎么吃以及如何预防并发症，我们特别编撰了本书。通过实用的高血压饮食调养原则，指导人们如何安排日常饮食。特别从五谷、蔬菜、菌菇、肉蛋、水产、水果、坚果、中药等类别中推荐可有效缓解高血压的常见食材，并给出为什么吃、吃多少、怎么吃才健康的详细指导。同时，还给出了预防高血压并发症的饮食方案。

　　但是，食疗不能替代药物治疗，已患有高血压的患者，一定要在医生指导下，合理使用药物。希望大家能够通过自己在饮食和运动方面的努力，将疾病的危害降到最低，从而健康地享受生活的乐趣。

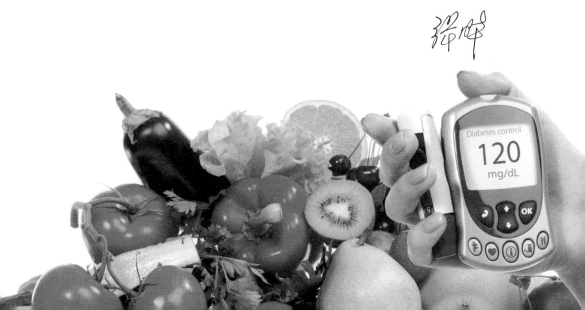

第1章 高血压大多是吃出来的

扫一扫，看视频

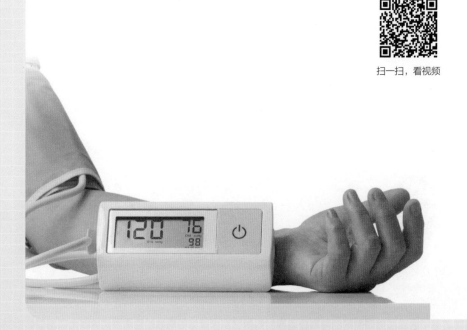

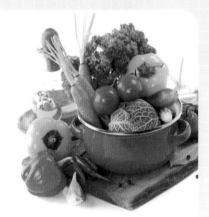

第 2 章　吃好三餐 营养好血压稳

第 3 章　优选三餐食材 有效缓解高血压

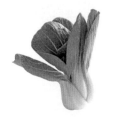
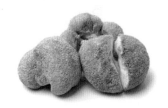
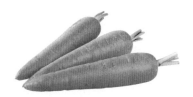

第4章 对症配餐 防治高血压并发症

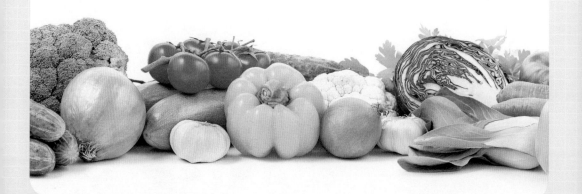

第**1**章

高血压
大多是吃出来的

高血压患者最关心的问题

量血压时选左胳膊还是右胳膊？

建议选右胳膊量血压。一般情况下，人的左右胳膊的血压会有5~10毫米汞柱的差异，称为臂间血压差异。因为右边是心脏主血管分支出来的，而左边则是手臂血管，所以右胳膊测出的血压会偏高，测的数值也更有意义。所以，临床上一般以右胳膊的血压为主。

是坐着量血压准还是躺着量血压准？

一般坐着测量血压较准。测量血压时要求心脏、肱动脉和血压计0点在同一水平线上，为了取得更准确的数值，建议患者采取坐姿来测量血压。特殊情况下也可以采取卧位、站立位测量血压。

得了高血压就得终身服药吗？

高血压患者是否终身服药视情况而定。原发性高血压是不能治愈的疾病，需要终身用药。继发性高血压患者一旦病因去除，血压不再高，就不需要终身服药。

号称根治高血压的营养品靠谱吗？

一旦患有高血压就需要治疗，药物治疗加上建立健康的生活方式来"控制"血压，而非"根治"。因此，那些宣称"几个疗程治愈高血压""永不复发"的营养品都是哗众取宠。

如果无不适，是否可以停药？

有些高血压患者只有在血压非常高时才会有头晕、头痛等症状，不能症状消失就觉得高血压已好转而擅自停服降压药或减量服药。事实上，高血压带来的风险大多是在没有任何症状下突发的，即使没有任何症状，也不可随意停药。应该根据定期测量的血压水平，与诊治医生进行讨论，再由医生决定是否需要调整降压药的剂量或停药。

高血压患者可以献血吗？

我国对献血者的年龄、体重、身体状况等都有所规定，其中不能献血的规定就包括心血管疾病，如各种心脏病、高血压、低血压、心肌炎以及血栓性静脉炎等。因为高血压患者献血时，心脏的冠状动脉易发生痉挛，可能引起一时性缺血，导致心绞痛等意外情况。另外，如果血液中含有降压药，对受血者也有影响。

高血压患者可以喝酒吗？

喝酒会增加高血压患者的心脏负担，导致血压进一步升高，严重时会引起心脑血管意外，所以说不建议高血压患者喝酒。同时应该清淡饮食，避免油腻及辛辣刺激性食物，多吃蔬菜和水果，多喝水。

高血压患者可以跑步吗？

运动是高血压患者重要的非药物治疗手段。高血压患者只要没有冠心病，没有运动后的心绞痛，是可以采用快走和慢跑等方法来进行锻炼的。这些运动能够改善抑郁、焦虑等不良情绪，起到预防高血压的作用。

高血压八大症状

通常会因为高血压症状不明显而容易被忽视，有些患者甚至是在发生严重并发症时才发现自己患有高血压，造成不良后果。因此，出现右图所示的八大症状时，一定要引起警惕。

有些是一过性的（常在突然下蹲或起立时出现），有些是持续性的

头晕

头痛部位常在脑后或两侧太阳穴，多为持续性钝痛或搏动性胀痛，甚至有炸裂样剧痛，有时伴有恶心、呕吐

头痛

高血压引起的失眠多表现为睡眠不踏实、入睡困难、早醒、噩梦多、易惊醒

失眠

耳鸣

通常发生在外部环境非常安静时，双耳出现耳鸣，而且持续时间较长，耳鸣时感觉响声如蝉鸣或嗡嗡作响

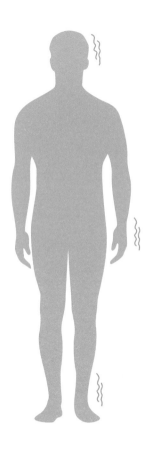

肢体麻木

手指、脚趾会出现麻木感（或蚁行感），甚至蔓延到其他部位

出血

高血压可致脑动脉硬化，使血管弹性减退、脆性增加，故容易导致血管破裂出血，以鼻出血多见，其次是结膜出血、眼底出血、脑出血等

注意力不集中

表现为注意力容易分散，很难记住近期的事情，而对过去的事，如童年时代的事情却记忆犹新。早期多不明显，但随着病情发展而逐渐加重

心悸气短

高血压会造成心肌肥厚、心脏扩大、心肌梗死、心功能不全，导致心悸、气短

如果你有以下风险因素，至少半年应测量一次血压。

超重

患高血压风险是正常人的3倍，不仅取决于总体重，与脂肪分布也有关，通常大腹便便的向心型肥胖者患高血压的风险更高

缺乏运动

研究显示，有规律地参加有氧运动，如快走、慢跑，每周4次，每次30分钟以上，收缩压可下降4~9毫米汞柱

高盐饮食

盐的主要成分是氯化钠，高盐会导致体内钠过多，进而增加血管的阻力，导致血压升高。推荐正常人每日盐摄入量低于6克

遗传因素

父母有高血压病史，子女发生高血压的可能性增加，同卵双生子女间的血压相关性远高于异卵双生者

长期吸烟

吸烟容易引发高血压、冠心病等疾病，还会导致心率加快等

精神压力大

工作压力大、精神紧张、情绪不稳定等会增加患心血管疾病的风险

过量饮酒

长期过量饮酒（每日饮白酒≥100毫升）会增加患高血压的危险

年龄因素

男性大于55岁（包括55岁），女性更年期后，患高血压的风险增大

防止高血压前期发展为高血压

　　高血压有一个从正常血压到高血压的演变过程，每一位高血压患者都会有一个时间不短的高血压前期。未使用降压药，2 次或 2 次以上不同时间测得的收缩压在 120～139 毫米汞柱和（或）舒张压在 80～89 毫米汞柱，即可确诊为高血压前期。

　　如何防止高血压前期发展为高血压？

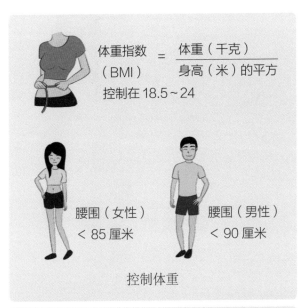

体重指数（BMI）＝ $\dfrac{体重（千克）}{身高（米）的平方}$

控制在 18.5～24

腰围（女性）< 85 厘米

腰围（男性）< 90 厘米

控制体重

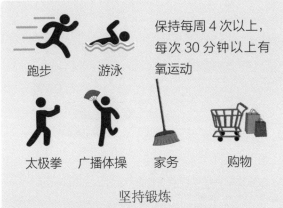

跑步　游泳

保持每周 4 次以上，每次 30 分钟以上有氧运动

太极拳　广播体操　家务　购物

坚持锻炼

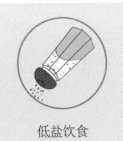

低盐饮食

每人每日食盐摄入量控制在 5 克以下

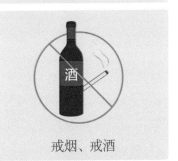

戒烟、戒酒

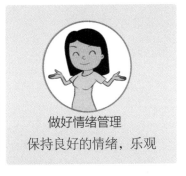

做好情绪管理

保持良好的情绪，乐观

人人都该学会正确测量血压

选购血压仪

手指血压计

测量时用拇指覆盖住仪器的测试区，与 APP 链接，手机同步显示测量数据。因为测量误差较大，不推荐使用

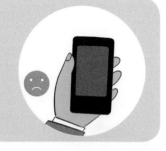

腕式血压计

测的是腕动脉脉搏压力值，测量数值会有所偏差，但携带方便，适合出差、旅行时使用

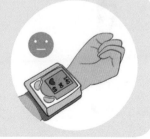

上臂式血压计

上臂式血压计测的是肱动脉血压，因此数值较为准确，对于有血液循环障碍的人（患有糖尿病、血脂异常等）来说上臂式血压计更加合适

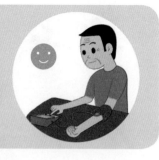

测量"血压"通常是指在上臂肱动脉处测得的体表动脉压，因此测量上臂的血压值是最准确的。

正确测量血压

扫一扫，看视频

测量血压前

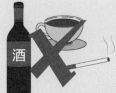

半小时内
禁烟、酒、咖啡

排空膀胱

安静休息 5 分钟

血压测量中

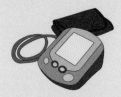

使用上臂式血压计

露出上臂，绑上袖带且袖带与心脏在同一水平线，双腿不可交叉，双脚自然放平

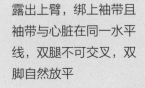

45°

起床后，早饭前测量
1 次

晚上睡觉前测量
1 次

测量时保持安静

把袖带气囊的中心放到肘窝偏内侧（肱动脉处）

袖带松紧以能插入1~2 根手指为宜，距肘关节 2~3 厘米

开始测量，记录结果，休息 1 分钟重复测量，测量 2~3次，取平均值

血压测量结果　　每天同一时间测量，连续测量 7 天（至少 3 天），取后 6 天（或后 2 天）血压平均值。

扫一扫，看视频

高血压的确诊标准

正常血压是指收缩压为 90～120 毫米汞柱，舒张压为 60～90 毫米汞柱。未使用降压药物的情况下，非同日 3 次测量收缩压 ≥ 140 毫米汞柱和（或）舒张压 ≥ 90 毫米汞柱，可诊断为高血压；既往有高血压病史，目前正在服用抗高血压药的情况下，血压虽低于 140/90 毫米汞柱，也应诊断为高血压。

需要非同日测量 3 次

收缩压（毫米汞柱）			舒张压（毫米汞柱）
偏高血压	120～139	和（或）	80～89
高血压	≥ 140	和（或）	≥ 90

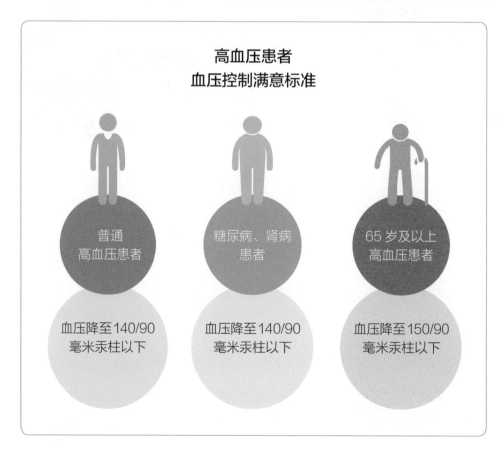

高血压患者
血压控制满意标准

普通
高血压患者

血压降至140/90
毫米汞柱以下

糖尿病、肾病
患者

血压降至140/90
毫米汞柱以下

65 岁及以上
高血压患者

血压降至150/90
毫米汞柱以下

第 2 章

吃好三餐
营养好血压稳

清淡少盐是降压的关键

扫一扫，看视频

国际医学界的研究证实，过多地摄入盐是引起血压升高的一个主要诱因。盐的主要成分是钠，当人体摄入盐过多时，神经中枢会传达口渴的信号，饮水量会增加，为了将钠保持在正常水平，肾脏会减少排尿，这就使存留在体内的水分增加。这些水分存在于血液中，导致全身血液循环量增加，血管由此受到强大的压力，血压攀升。此外，过多的盐还会通过提高血管外周阻力来使血压升高。因为当盐中钠在血管壁的细胞内含量增多时，会使血管壁发生水肿，导致血管腔变窄，血管外周压力增大。

每天盐摄入量 <5 克

一般主张，凡有轻度高血压或有高血压病家族史的，其食盐摄入量最好控制在每日 5 克以下，对血压较高或合并心力衰竭者摄盐量更应严格限制，每日用盐量以 1~2 克为宜。

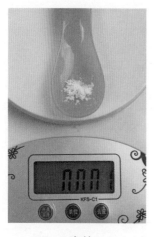
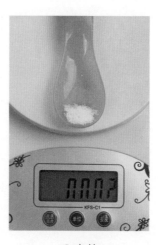
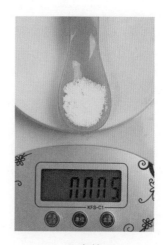

1克盐	2克盐	5克盐

高钠 = 高盐，认清食物中的隐形盐

减盐并不是单纯减少食盐的摄入，而是减少一切含钠高的食物的摄入，高钠食物等同于高盐食物。我们只需要学会钠与盐的换算方法，就能掌握一天中盐的食用量了。

如果成分表上钠的含量是以毫克标出的，换算成盐的计算公式为：钠（毫克 /100 克）×2.5 = 盐（毫克 /100 克）。

举例

图中是袋装全麦切片面包的营养成分表，可以看出每片（30克）面包中钠含量为154毫克，那么100克面包中钠含量约513毫克。根据钠与盐的计算公式换算成盐的含量，即513（毫克 /100 克）

营养成分表

每份食用量: 30克

项目	每份	营养素参考值%
能量	662千焦	8%
蛋白质	1.7克	3%
脂肪	9.6克	16%
-饱和脂肪酸	4.8克	24%
碳水化合物	15.9克	5%
-糖	0.4克	
膳食纤维	1.0克	4%
钠	154毫克	8%

×2.5=1282.5（毫克 /100 克）。也就是说，每 100 克这种全麦面包中就含 1282.5 毫克的盐。如果其中一片面包重 30 克，吃一片相当于吃进去约 390 毫克盐。

如果成分表上钠的含量是以毫摩尔标出的，换算以毫克计算的盐的公式为：钠（毫摩 /100 克）×58.5= 盐（毫克 /100 克）。

举例

从某食品营养成分表中找到每100克食品的钠含量为5毫摩尔，换算成盐，即5（毫摩/100克）×58.5=292.5（毫克/100克），也就是说，每100克这种食品就含292.5毫克盐。

常见食物中的隐形盐

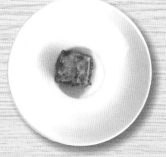

一块腐乳含盐5克，占每人每日盐摄入总量的83%

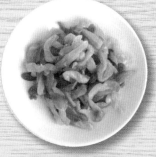

一袋榨菜（80克）含盐4.7克，占每人每日盐摄入总量的79%

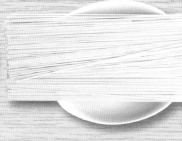

一人份挂面（100克）含盐3克，占每人每日盐摄入总量的50%

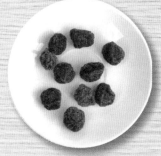

10颗九制话梅（35克）含盐3.4克，占每人每日盐摄入总量的56%

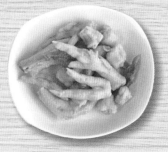

一袋泡椒凤爪（100克）含盐2.8克，占每人每日盐摄入总量的47%

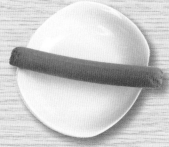

一根火腿肠（130克）含盐3.6克，占每人每日盐摄入总量的60%

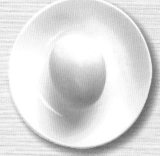

一个咸鸭蛋（50克）含盐2.5克，占每人每日盐摄入总量的42%

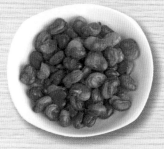

一袋五香蚕豆（86克）含盐2.5克，占每人每日盐摄入总量的42%

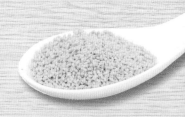

一勺鸡精（5克）含盐2.5克，占每人每日盐摄入总量的42%

用烹饪妙招阶梯式减盐

不要突然停止食盐的过量摄入，否则会破坏体内水分平衡，引发脱水，增加血液的黏度。尤其对于上了年纪的人来说，由于其自身水分调节能力降低，血流量会降低得更多，因而突然过量减盐易引发脑梗死。因此，减盐可分阶段逐渐递减，假如最初盐的摄入量为10克，可逐渐递减为8克、6克、5克、4克。

习惯使用小盐勺

家庭烹调食物用专用的"盐勺"，1勺盐约2克，每人每餐1勺即可，每人每日6克，即3勺。长期坚持使用专用"盐勺"，口味慢慢会变淡

出锅前放盐

烹饪时不要先放盐，要在起锅前再放盐。这样盐附着在食物的表面，能使人感觉到明显的咸味，又不至于用盐过量

用酸味代替咸味

刚开始低盐饮食时，如果觉得口味太淡，可在饮食中用醋、柠檬汁等酸味调料，既可以"加重"口味又能减盐，还可以让味道更好，比如煎蛋的时候少放点盐，加点柠檬汁就很美味

用味道重的调料来调味

在烹饪菜肴的时候还可以充分利用孜然、胡椒粉等调味料来代替盐，或者适当加入蒜、葱、洋葱等口味较重的食物提味。这样可以掩盖菜品的清淡

加入果仁碎

做拌菜的时候，适当撒入一些芝麻、核桃碎、花生碎等，可以增加风味，缓解少盐的清淡

健康提醒

中文有个词是"过犹不及"，为了预防心血管疾病少吃盐，但并不是越少越好。人体摄入的盐需要保持在一定的范围。正常血钠含量不低于135毫摩/升，如果血钠含量低于这一水平还限制盐的摄入，会不利于健康。低血钠时，人会感乏力，精神差。

想降压这些营养素不可缺

No.1 烟酸

降血压原理 烟酸能扩张血管，降低体内胆固醇和甘油三酯含量，促进血液循环，从而起到调理血压的作用。

推荐摄入量 每日宜摄入 13~14 毫克。

食物来源 烟酸广泛存在于动物肝脏、肾脏、瘦肉、鱼子、酵母、麦芽、全麦制品、花生、无花果等食物中。

补给须知 烟酸是少数存在于食物中相对稳定的维生素，也可利用色氨酸自行合成，但体内如缺乏维生素 B_1、维生素 B_2 和维生素 B_6，则不能在体内合成烟酸。所以，补充烟酸的同时要保证 B 族维生素的供给。

No.2 维生素 C

降血压原理 维生素 C 能够促进人体合成氮氧化物，而氮氧化物具有扩张血管的作用，从而有助于调理血压。

推荐摄入量 每日宜摄入 100 毫克。

食物来源 维生素 C 一般在蔬菜水果中含量较丰富，如柑橘类水果、番茄、辣椒、小萝卜、瓜类、绿叶菜、鲜枣、猕猴桃、刺梨等。

补给须知 维生素 C 在酸性环境中较稳定，如能和酸性食物同吃，或炒菜时放些醋，可提高其利用率。

No.3 ω-3 脂肪酸

降血压原理 ω-3 脂肪酸可以提升体内一氧化氮的水平，能更好地舒张血管平滑肌，使血液流通顺畅，从而调理血压。

推荐摄入量 每日宜摄入 600~1000 毫克。

食物来源 ω-3 脂肪酸在深海鱼中含量较高，如凤尾鱼、三文鱼、鲱鱼、鲭鱼、沙丁鱼、鲟鱼、湖鳟鱼和金枪鱼；核桃、亚麻及亚麻子油中 ω-3 脂肪酸含量也很丰富。

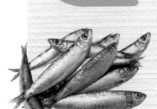

补给须知 烹调含 ω-3 脂肪酸的食物时不宜采用烧烤、油炸、红烧等烹调方式，以免破坏 ω-3 脂肪酸，降低食物的营养价值，最好采用清蒸的方法烹饪。

No.4 钙

降血压原理 人体如摄入充分的钙，能增加尿钠排泄，减轻钠对血压的不利影响，有利于调理血压。

推荐摄入量 每日宜摄入 800 毫克。

食物来源 含钙丰富的食物有奶及其制品、大豆及其制品、芝麻酱、绿色蔬菜、海带、鱼虾等。

补给须知 食用含钙丰富的食物时，不宜同时食用含草酸较多的菠菜、苋菜等蔬菜，以免影响钙的吸收；若同时食用，要将菠菜、苋菜等先焯水，再进一步烹制。

No.5
钾

降血压原理 钾可抑制钠从肾小管的吸收，促进钠从尿液中排泄，同时钾还可以对抗钠升高血压的不利影响，对血管的损伤有防护作用，有助于减少降压药的用量。

推荐摄入量 每日宜摄入 2000 毫克。

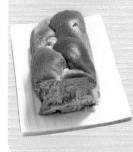

食物来源 口蘑、紫菜、黄花菜、桂圆、银耳、香菇等食物中含钾非常高。此外，水果和蔬菜中钾含量也较丰富，比如叶菜类、番茄、土豆、柑橘类水果等，谷物、小麦胚芽、坚果中也含有钾。

补给须知 夏天天气炎热，出汗多，钾会随汗水排出，体内容易缺钾，应适量多吃些富含钾的食物。

No.6
膳食纤维

降血压原理 膳食纤维具有调整糖类和脂类代谢的作用，能结合胆酸，避免其合成为胆固醇沉积在血管壁导致血压升高。同时膳食纤维还能促进钠的排出，调理血压。

推荐摄入量 每日宜摄入 25～35 克。

食物来源 膳食纤维一般在蔬菜、水果以及全谷类、全麦制品、海藻类、根茎菜类等食物中含量较高。

补给须知 膳食纤维不宜摄入过多，否则会引起腹胀、腹泻等不适，还可能会造成钙、铁、锌等重要矿物质和一些维生素的流失。

No.7
镁

降血压原理　镁能稳定血管平滑肌细胞膜的钙通道，激活钙泵，泵入钾离子，限制钠内流，还能减少应激诱导的去甲肾上腺素的释放，从而起到调理血压的作用。

推荐摄入量　每日宜摄入 350 毫克。

食物来源　镁在坚果类、奶及其制品、海鲜、黑豆、香蕉、绿叶蔬菜、小麦胚芽等食物中含量都很丰富，其中绿叶蔬菜是镁的最佳来源。

补给须知　在吃富含镁的食物时，要避免同时吃富含脂肪的食物，否则会干扰人体对镁的吸收。

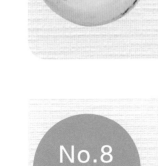

No.8
锌

降血压原理　研究发现，人体内镉锌的比值降低时血压会上升，增加锌的摄入量能防止因镉增高而诱发的高血压。

推荐摄入量　女性每日宜摄入 11.5 毫克，男性每日宜摄入 15 毫克。

食物来源　锌主要存在于海产品、动物内脏中，比如牡蛎、鲱鱼、虾皮、紫菜、猪肝等，瘦肉、芝麻、花生等也含有丰富的锌。

补给须知　在吃含锌的食物时，应同时吃富含维生素 A 的食物，以促进锌的吸收。

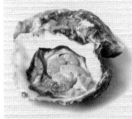

平稳血压还要少糖、低脂，补充优质蛋白质

扫一扫，看视频

减少糖摄入，平稳血压

人摄入含糖量过高的食物，会让血糖浓度升高，尽管这种升高是暂时性的，但如果长期反复出现，会引起血糖持续升高，经肝脏转化为脂类物质，从而升高人的血脂水平，那么人体血清低密度脂蛋白胆固醇和极低密度脂蛋白胆固醇的浓度也会升高，就会使血管壁的脂质沉积，导致血管损伤及硬化程度加重，这不仅会导致血管外周阻力升高引起高血压，还会阻碍药物作用，让高血压难以得到有效治疗。此外，长期摄入高糖食物，能影响胶原纤维的降解，促使心肌肥厚程度增加，成为高血压合并心肌肥厚的危险因素。

低脂饮食，远离肥胖

医学研究发现，身体内的脂肪量增加，会使肾脏排除钠的能力降低，从而降低对自身血压的控制。可以说，肥胖和高血压是一对"好兄弟"，它们常形影不离——高血压患者中有一半左右是胖子，而肥胖人群中有一半是高血压。

1 白肉优于红肉，以瘦为先。白肉是指鱼类和鸡肉、鸭肉等禽类肉。红肉是指猪肉、牛肉、羊肉等。相比而言，白肉比红肉的脂肪含量低，不饱和脂肪酸含量较高，对预防血脂异常、血压升高具有重要作用。

2 瘦肉的脂肪含量低于肥肉的脂肪含量，但瘦肉也含有隐性脂肪，食用的时候也要控制量。不仅如此，瘦肉的脂肪含量因种类不同而异。以 100 克瘦肉为例，脂肪含量由高到低分别为猪瘦肉、牛瘦肉、羊瘦肉。

3 选择少脂的烹调方式。烹调肉类时，采用蒸、煮、炖等方式，减少用油。烹调前，还可以先将生肉上看得到的脂肪剔除掉。另外，肉类在烹饪前可先用开水断生，这样既可以去除肉中的多余脂肪，也会减少烹制过程中的吸油量。

4 入口时也要把好关。吃肉的时候，最好把皮和皮下脂肪去掉，炖肉时要将漂浮在表面的油脂去掉。吃肉类的时候要多搭配一些新鲜蔬菜，以保证营养均衡。

优质蛋白质可改善血管弹性

近年来的研究表明，适量摄入优质蛋白质可改善血管弹性和通透性，增加尿钠排出，从而调理血压。但高血压合并肾功能不全时，应限制蛋白质的摄入。

蛋白质质量的优劣是以其被人体消化吸收的程度为依据来进行判断的。蛋白质所含必需氨基酸种类齐全，氨基酸模式与人体蛋白质氨基酸模式接近，营养价值高为优质蛋白质。

1 大豆及其制品如黄豆、黑豆、青豆、豆腐、豆腐皮等是植物性蛋白质的良好来源，在体内的利用率较高。

2 猪、牛、羊瘦肉，去皮禽肉，鱼，奶及其制品以及蛋类是动物性蛋白质的良好来源，所含的必需氨基酸种类齐全、比例合理，在人体的吸收利用率较高。但动物性蛋白质摄入要适量，以避免脂肪摄入过量。

合理搭配食物可提高蛋白质营养价值。有些食物蛋白质中虽然含有齐全的必需氨基酸，但是蛋白质氨基酸模式与人体蛋白质氨基酸模式差异较大，不能被人体充分利用，就会造成蛋白质营养价值降低。因此，通过把不同种类的食物搭配在一起可以取长补短，提高蛋白质的营养价值。一般来说，食物搭配的种类越多，营养价值越高，并且动物性食物与植物性食物搭配，比单纯的植物性食物混合要好。

玉米 + 黄豆　玉米中赖氨酸含量低、蛋氨酸含量高，黄豆中赖氨酸含量高、蛋氨酸含量低，二者同食可实现营养互补。

扫一扫，看视频

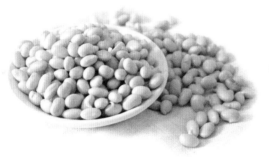

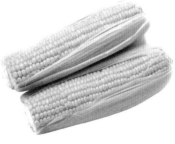

戒烟、限酒，注意咖啡因

尼古丁刺激心脏，升高血压

吸烟对血压的影响很大。因为烟草中的尼古丁、烟焦油、一氧化碳、氨及芳香化合物等有害成分会进入体内，逐步造成内皮细胞受损、心率增快、肾上腺素分泌增加，使血压暂时性升高。此外，香烟中的一些化学成分还有收缩血管等作用，导致血压进一步升高。

对于已经患有高血压的人群来说，烟草还会使机体对降压药物的敏感性明显降低，降血压治疗不易获得理想效果，即使加大用药量，治疗效果也往往比不吸烟者差。

过量饮酒导致血压不稳定

酒不仅会使血压升高，而且增加热量的摄入，还会引起体重增加，降低抗高血压药物的效果。血压正常人群如果要饮酒尽可能饮用低度酒，并控制在适当的量以下，但是高血压患者应远离酒精。

以酒精量计算，成年人一天的最大饮酒量建议男性不超过 25 克，女性不超过 15 克。

酒精换算表

	25 克酒精	15 克酒精
啤酒	750 毫升	450 毫升
葡萄酒	250 毫升	150 毫升
38 度白酒	75 克	50 克
52 度白酒	50 克	30 克

咖啡因能使血压升高 5~15 毫米汞柱

咖啡因可使血压升高，一般而言，当摄入的咖啡因超过一定的量时，会使血压上升 5~15 毫米汞柱，如血压为 120/60 毫米汞柱者，在摄取咖啡因后，其血压可能上升至 135/75 毫米汞柱，这种上升的幅度，对于正常人来说没有大碍，但是对高血压患者非常不利。咖啡因本身能使血压上升，若是再加上情绪紧张，就会发生危险。

虽然咖啡富含咖啡因，但同时也富含矿物质和抗氧化成分等，喜欢喝咖啡的高血压患者可以在血压控制好的前提下适量喝。将一天摄入的咖啡控制在 200 毫升以内，不要喝浓咖啡，也不要天天喝。

第 3 章

优选三餐食材
有效缓解高血压

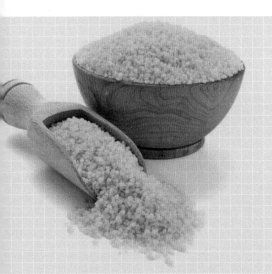

小米

抑制血管收缩、调理血压

（推荐用量）
每日宜吃 60 克

（降血压关键营养成分）
B 族维生素　烟酸　钙　膳食纤维

对高血压和并发症的功效

1 抑制血管收缩、调理血压。小米所含有的 B 族维生素、烟酸、膳食纤维及钙等多种营养成分，能起到抑制血管收缩、调理血压的作用。

2 控制血糖。小米中的维生素 B_1 有维持正常糖代谢和神经传导的功能，维持微血管健康，预防因高血糖所致的肾细胞代谢紊乱，避免并发微血管病变和肾病。

完美搭档

小米 + 肉类　小米中的氨基酸缺乏赖氨酸，而肉类的氨基酸中富含赖氨酸，可弥补小米中缺乏赖氨酸的不足。

养生营养　用小米煮粥时不宜加食用碱，否则会破坏其所含有的 B 族维生素。

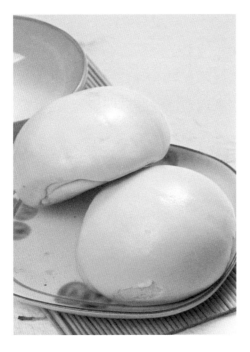

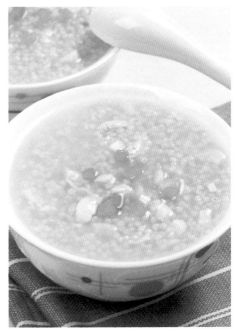

杂粮馒头

材料 小米面 80 克，黄豆面 30 克，面
粉 50 克，酵母 5 克。

做法

1 将酵母用接近 40℃的温水化开并调
匀；小米面、黄豆面、面粉倒入容
器中，慢慢地加酵母水和适量清水
搅拌均匀，揉成表面光滑的面团，
醒发 40 分钟。

2 将醒发好的面团搓粗条，切成大小
均匀的面剂子，逐个团成圆形，制
成馒头生坯，送入烧开的蒸锅蒸
10~15 分钟即可。

鸡蓉小米羹

材料 小米 50 克，鸡胸肉 100 克，鸡
蛋清 1 个。

调料 葱末 10 克，鸡汤 1000 克，盐、
淀粉各 3 克，胡椒粉 1 克，水淀
粉少许。

做法

1 小米淘洗干净；鸡胸肉洗净，切小
粒，加鸡蛋清和淀粉搅拌均匀，静
置 10 分钟。

2 锅置火上，倒油烧至七成热，炒香
葱末，倒入鸡汤和小米用大火烧
开，转小火煮至九成熟，下入鸡胸
肉煮熟，加盐和胡椒粉调味，用水
淀粉勾芡即可。

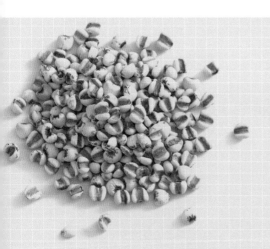

薏米

适合脾胃虚弱的高血压患者食用

推荐用量
每日宜吃 40 克

降血压关键营养成分
维生素　膳食纤维

对高血压和并发症的功效

1 扩张血管，有助调理血压。薏米富含维生素及膳食纤维等多种营养成分，具有较好的利水祛湿、健脾养胃、清热润肺等功效，同时，科学研究和临床实践都证明，薏米能扩张血管而帮助调理血压，尤其适合脾胃虚弱的高血压患者食用。

2 降低血液中的胆固醇以及甘油三酯。薏米含有丰富的水溶性膳食纤维，使肠道对脂肪的吸收率变差，可以降低血液中的胆固醇以及甘油三酯，进而降低血脂。

完美搭档

薏米 + 红豆

薏米具有较好的利水去湿、健脾养胃、清热润肺功效。红豆属于高蛋白、低脂肪的优质植物蛋白，并且含有丰富的铁。两者同食，适合脾胃虚弱型高血压患者。

养生营养 用薏米健脾益胃、改善脾虚泄泻时，宜炒一下再用于烹调，能缓解薏米的寒性。

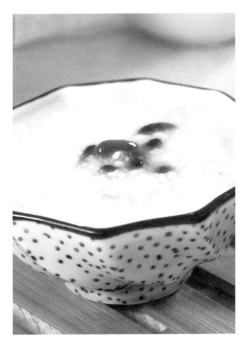
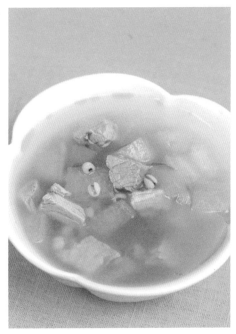

红豆薏米粥

材料 红豆、薏米、大米各 50 克。

调料 冰糖适量。

做法

1 将红豆、大米、薏米分别淘洗干净；红豆用水浸泡 3 小时；薏米和大米用水浸泡 1 小时。

2 锅置火上，放入红豆，加入适量清水，大火煮开后改小火。

3 煮至红豆裂开后，将薏米、大米放入锅中，大火煮开后，改小火煮 1 小时，加入冰糖调味即可。

冬瓜薏米瘦肉汤

材料 薏米 30 克，冬瓜 150 克，猪瘦肉 100 克。

调料 葱段、姜片各 10 克，盐 3 克，香油少许。

做法

1 薏米淘洗干净，用清水浸泡 4 小时；冬瓜洗净，去瓤和子，带皮切成块；猪瘦肉洗净，切块。

2 砂锅置火上，放入葱段、姜片、薏米、猪瘦肉块，倒入清水，大火烧开后转小火煮 1 小时，加入冬瓜块煮至透明，用盐调味，淋上香油即可。

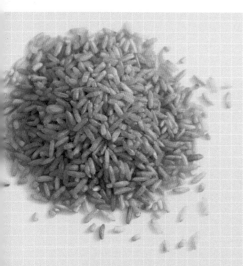

糙米
加速钠的代谢

（推荐用量）
每日宜吃 40 克

（降血压关键营养成分）
γ-氨基酪酸　膳食纤维

对高血压和并发症的功效

1 加速钠的代谢，从而帮助调理血压。糙米中含有的 γ-氨基酪酸，可抑制交感神经活动，促进肾脏功能，加速钠的代谢，从而调理血压。其所含的镁，能激活钙泵，泵入钾离子，限制钠内流，还能减少应激诱导的去甲肾上腺素的释放，从而起到调理血压的作用。

2 改善便秘，预防肥胖。糙米中含有的膳食纤维有促进肠胃蠕动，改善便秘，预防肥胖，加速新陈代谢与控制血糖等多重功效。

完美搭档

糙米 + 南瓜

二者同食具有补中益气的功效，适合糖尿病、高血压患者食用。

养生营养

糙米质地紧密，不容易煮烂，所以在煮之前先将其淘洗干净再用冷水浸泡一晚。

银耳木瓜糙米粥

材料 木瓜 150 克，糙米 70 克，大米 30
克，水发银耳 20 克，枸杞子 10 克。

调料 白糖 10 克。

做法

1 木瓜洗净，去皮、去子切丁；糙米
淘洗干净，浸泡 4 小时；大米淘洗
干净，浸泡 30 分钟；水发银耳洗净，
撕成小朵。

2 锅置火上，加适量清水，用大火烧
开，加糙米煮沸，转小火煮 10 分
钟，加大米、水发银耳煮 20 分钟，
加枸杞子、木瓜丁，继续煮至粥
成，加白糖调味。

专家
指导

哪些食物可以减少降压药物的不良反应？

治疗高血压时，常将降压药与利尿
剂配伍使用，有些利尿剂在排出钠和水
分的同时，也把钾排掉了，会引起乏
力、肌肉麻痹、感觉迟钝等症状。因
此，在服用利尿剂期间，高血压患者应
多吃富含钾元素的食物，如西瓜、柿
子、大豆、葡萄干、番茄、菠菜等。每
天吃 2 个番茄就能补充大约 1 克的钾，
满足人体的需要。

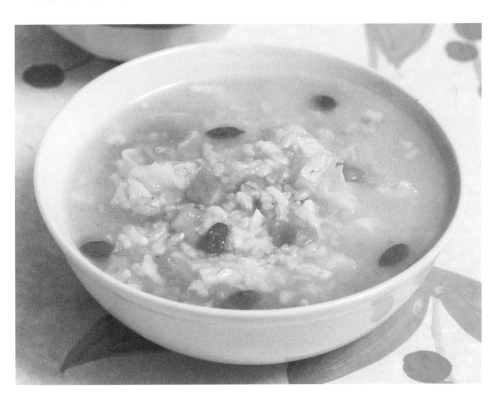

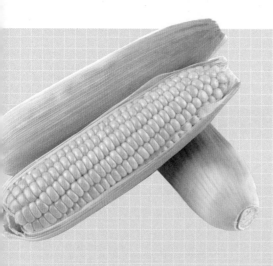

玉米

保持血管弹性

(推荐用量)
每日宜吃鲜玉米100克，玉米面　玉米50~100克

(降血压关键营养成分)
维生素E　亚油酸

对高血压和并发症的功效

1 保持血管弹性。玉米中所含的亚油酸和玉米胚芽中的维生素E协同作用，可以降低血液胆固醇浓度并防止其沉积于血管壁，保持血管弹性，从而调理血压。

2 降低心肌梗死、中风等风险。玉米中的油酸、亚油酸可降低高血压患者发生心肌梗死、卒中等疾病的风险。

完美搭档

橘子 + 玉米

玉米含有维生素E，橘子富含维生素C，两者搭配食用，可以防止胆固醇在血管中的沉积，保持血管弹性，起到稳定血压的效果。

养生营养 玉米含的叶黄素、玉米黄质可以对抗眼睛老化，玉米胚尖所含的营养物质可以增强人体新陈代谢，调整神经功能。

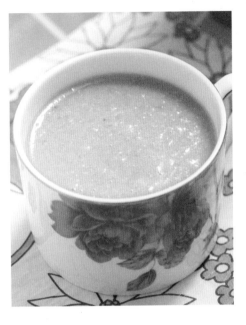
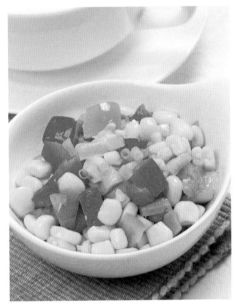

橘子玉米汁

材料 玉米2根、橘子2个。

做法

1. 玉米洗净，放入锅中加适量清水煮熟，凉后剥下玉米粒；橘子去皮、去子，切成小块。

2. 将玉米粒和橘子块一起放入果汁机中，加适量饮用水打成汁即可。

嫩玉米炒青红椒

材料 鲜玉米粒200克，青椒、红椒各25克。

调料 葱花5克，盐2克。

做法

1. 玉米粒洗净；青椒、红椒洗净，去蒂除子，切丁。

2. 锅置火上，倒入植物油烧至七成热，放葱花炒香，倒入嫩玉米粒翻炒均匀，淋入少许清水，烧至玉米粒熟透，放入青椒丁、红椒丁翻炒均匀，用盐调味即可。

烹饪智慧 吃新鲜玉米棒最好选择黄色的，因为其所含的亚油酸、维生素E等更丰富。

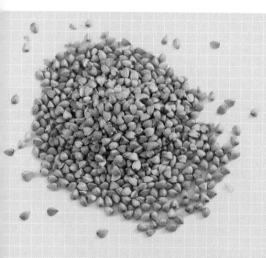

荞麦

降低血清胆固醇，改善血脂水平

（推荐用量）
每日宜吃 60 克
（降血压关键营养成分）
芦丁

对高血压和并发症的功效

1 抗氧化，有助于调理血压。荞麦富含其他粮食中含量很少的芦丁，芦丁能抑制血压上升，而荞麦含有的钾有助于调理血压。

2 预防动脉硬化。荞麦中含有的芦丁、荞麦多元酶共同作用，可起到预防动脉硬化的功效。

完美搭档

荞麦＋大米   荞麦是粗粮，用其煮粥或蒸饭时加些大米，粗细粮搭配食用，营养更均衡。

养生营养   荞麦性凉，一次不宜多吃，胃寒者尤为不宜，以防消化不良。

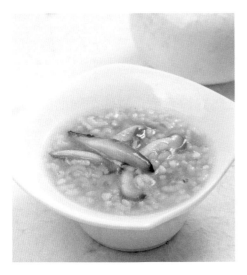
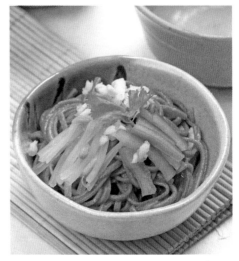

香菇荞麦粥

材料 大米、荞麦各50克，鲜香菇25克。

调料 香油适量，盐1克。

做法

1 大米和荞麦淘洗干净；鲜香菇去蒂，洗净，入沸水中焯透，捞出，切丝。

2 锅置火上，放入大米、荞麦，加适量清水大火烧沸，转小火煮至米粒熟透，加入香菇丝煮熟，用盐调味，淋入香油即可。

凉拌荞麦面

材料 荞麦面150克，鸡胸肉、柿子椒、绿豆芽各50克。

调料 香菜末、蒜末、芝麻酱各10克，酱油、辣椒油、醋各3克，盐3克，香油少许。

做法

1 鸡胸肉洗净，煮熟，捞出，撕成丝，沸水焯熟；柿子椒洗净，去蒂，除子，切丝；绿豆芽择洗干净，用沸水焯至断生，捞出，沥干水分。

2 芝麻酱放入小碗中，加少许水调稀，加酱油、醋、蒜末、辣椒油、香油、盐搅拌均匀，制成调味酱。

3 锅置火上，倒入适量清水烧开，下入荞麦面煮熟，捞入碗中，放入鸡肉丝、柿子椒丝、绿豆芽，淋入调味汁拌匀，撒上香菜末即可。

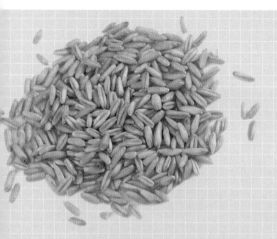

燕麦

降低体内钠含量，辅助调理血压

(推荐用量)
每日宜吃 40 克

(降血压关键营养成分)
膳食纤维

对高血压和并发症的功效

1 帮助排钠，辅助调理血压。燕麦富含的膳食纤维具有吸附钠的作用，促使人体内多余的钠随粪便排出体外，使体内钠的含量降低，从而辅助调理血压。

2 预防高血压合并血脂异常。燕麦能降低血液中胆固醇与甘油三酯的含量，可起到调脂减肥，预防高血压合并血脂异常的功效。

完美搭档

燕麦 ＋ 虾

虾中牛磺酸的含量丰富，它可以护心、解毒；燕麦中富含维生素 B_6，有利于牛磺酸的合成。二者搭配，有助于人体健康。

养生营养 即食燕麦片烹煮的时间不宜过久，不然会损失营养。燕麦一次不宜吃太多，因为吃多了会出现胃痛、腹胀等不适感。

薏米燕麦红豆粥

材料 薏米、燕麦各 40 克，红豆 30 克，
大米 20 克。

调料 冰糖 10 克。

做法

1 薏米、燕麦、红豆、大米分别淘洗
干净，薏米、红豆分别用水浸泡 4
小时，大米用水浸泡 30 分钟。

2 锅置火上，加适量清水烧沸，放入
薏米、红豆、燕麦，大火煮沸 20
分钟，再加入大米熬煮成粥，加入
冰糖，小火熬煮至其化开即可。

专家指导

高血压患者为何要远离咖啡因？

咖啡因能使血压上升 5~15 毫米
汞柱，尤其是在精神紧张的时候，咖啡
因和紧张的情绪会产生危险性相乘效
果，把血压推高到不利健康的程度。另
外，一项研究显示，喝一杯咖啡之后，
血压升高的时间可长达 12 小时。因
此，高血压患者尤其应避免在工作压力
大的时候喝富含咖啡因的饮料。

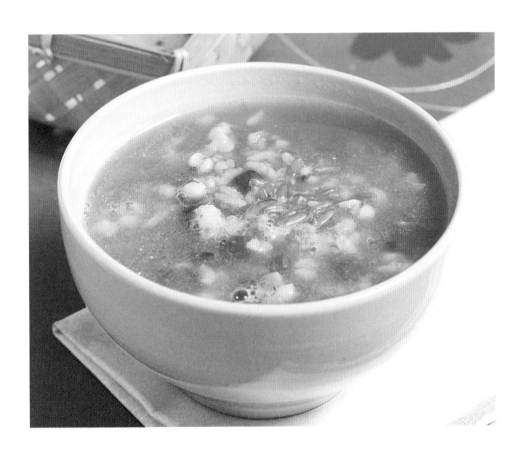

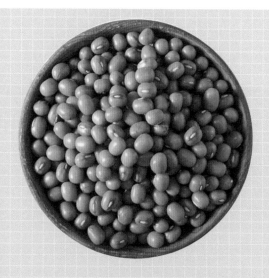

绿豆

利尿、排钠，辅助调理血压

推荐用量
每日宜吃 25 克

降血压关键营养成分
钾

对高血压和并发症的功效

1 减小对血管壁的压力，辅助调理血压。绿豆具有利尿的功效，可帮助人体从尿液中排出体内多余的水，使血细胞中水含量及血管内的血容量降低，心脏输出的血量也会减少，从而减小血液对血管壁的压力，起到辅助降压的作用。

2 有益于心血管。绿豆富含膳食纤维，可以辅助降低血脂，保护心血管健康。

完美搭档

绿豆 + 南瓜　南瓜和绿豆一起吃，有良好的保健作用。

养生营养　绿豆对葡萄球菌以及多种病毒能起到一定的抑制作用；还能调理机体免疫功能，可辅助治疗荨麻疹等过敏性疾病。

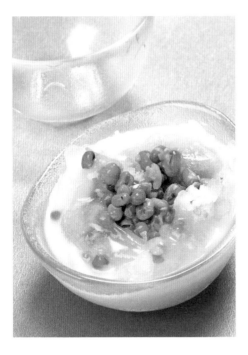
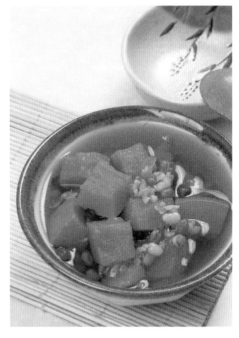

绿豆牛奶冰

材料 绿豆 100 克，牛奶 150 克，冰块 100 克。

调料 白糖少许。

做法

1 绿豆淘洗干净，用清水浸泡 4 小时。

2 锅置火上，放入绿豆及适量清水，大火烧沸后转小火煮至绿豆熟软且汤汁黏稠。

3 冰块用刨冰机打成冰屑，放入透明的玻璃杯中。绿豆加白糖调味，自然冷却，放在杯中的冰屑上，淋入牛奶即可。

绿豆南瓜汤

材料 绿豆 50 克，南瓜 150 克。

调料 冰糖 10 克。

做法

1 绿豆淘洗干净，用清水浸泡 4 小时；南瓜去皮，除瓤和子，切块。

2 锅置火上，放入绿豆及适量清水，大火烧沸后转小火煮至绿豆八成熟，下入南瓜块煮至熟软，加冰糖煮至化开即可。

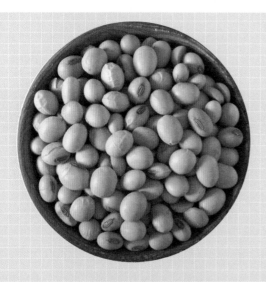

黄豆

扩张血管，调理血压

(推荐用量)

每日宜吃 25 克

(降血压关键营养成分)

钾

对高血压和并发症的功效

1 促进排钠，扩张血管，调理血压。黄豆富含的钾能促进钠排出，扩张血管，调理血压。长期服用含有利尿成分降压药（有排钾作用）的高血压患者，经常吃黄豆，对及时补充钾元素很有帮助。

2 减轻和预防动脉硬化。黄豆含有丰富的皂苷，不仅能有效调理血脂，还具有减轻和预防动脉硬化的作用。

完美搭档

黄豆 + 玉米

更好地吸收蛋白质。黄豆中色氨酸、赖氨酸含量丰富，而玉米赖氨酸、色氨酸含量较少，二者搭配在一起吃，营养可互补，蛋白质的吸收利用率更好。

养生营养 黄豆可促进脂肪代谢，起到减肥瘦身的效果；黄豆含有的钙质对更年期骨质疏松有一定疗效，黄豆还能调理脂肪肝、心脑血管疾病等。

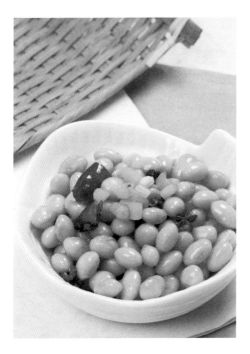
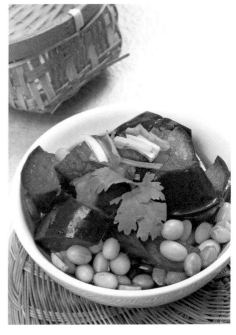

卤黄豆

材料 黄豆100克。

调料 葱花10克，大料1个，花椒粒、干辣椒段、盐、白糖各3克。

做法

1 黄豆洗净，用清水浸泡10~12小时。

2 锅置火上，放入黄豆、大料、盐、白糖和清水，大火烧开后转小火煮30分钟，熄火，闷2小时，捞出。

3 锅置火上，倒油烧至七成热，炒香花椒粒和干辣椒段，放入煮好的黄豆翻炒均匀，撒上葱花即可。

焖茄豆

材料 黄豆100克，茄子300克。

调料 葱段、香菜段各10克，花椒、酱油各3克，盐2克，香油少许。

做法

1 黄豆洗净，用清水浸泡10~12小时；茄子去蒂，洗净，切块。

2 砂锅置火上，放入黄豆、花椒和没过黄豆的清水，大火烧开后转小火煮至黄豆八成熟，拣出花椒，放入茄子块，淋入约250克清水，小火烧至茄子熟透，加酱油、盐调味，淋上香油，撒上葱段和香菜段即可。

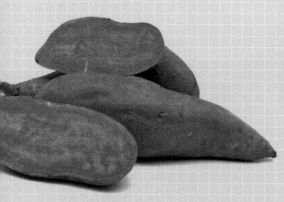

红薯

保持血管弹性，有助调理血压

（推荐用量）
每日宜吃40克
（降血压关键营养成分）
黏蛋白

对高血压和并发症的功效

1 促进胆固醇的排泄，保持血管壁的弹性。红薯切开后会渗出白色的浆状物质，这种物质是黏蛋白，它能保护黏膜，促进胆固醇的排泄，保持血管壁的弹性，有助于调理血压。

2 有效预防脑动脉硬化。红薯具有消除活性氧的作用，由于活性氧可诱发动脉硬化，高血压患者常吃红薯可以有效预防脑动脉硬化。

完美搭档

| 红薯 + 大米 | 红薯可和大米一起食用，可以减轻食用红薯后出现的胀气或排气等不适症状。 |

养生营养 红薯具有补中、和血、暖胃、益五脏、增强免疫力、保护皮肤、延缓衰老的功效。

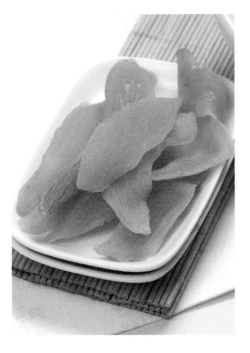

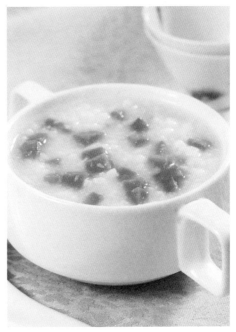

自制红薯干

材料 红薯 500 克。

做法

红薯洗净，蒸熟，取出，凉凉，去皮，切片，摆放在干净的蒸帘上，放在室内通风且隔着玻璃能晒到阳光的地方晾晒至干即可。

烹饪智慧 刚买回来的红薯最好在阴凉通风的地方放 4~5 天，让水分蒸发一些，这样做出的红薯干味道会更甜一些；红薯蒸熟凉凉后再切，不容易被切散。

红薯粥

材料 大米 50 克，红薯 75 克。

做法

1 大米淘洗干净，加水浸泡；红薯洗干净，去皮，切滚刀块。

2 锅置火上，倒入适量的清水煮沸，将米倒入其中，大火煮沸，放入红薯块，转至小火熬煮 20 分钟即可。

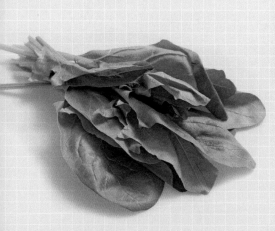

菠菜
减少去甲肾上腺素的释放

（推荐用量）
每日宜吃 100 克

（降血压关键营养成分）
镁　钾

对高血压和并发症的功效

1 富含镁、钾，调理血压。菠菜中含有的镁能稳定血管平滑肌细胞膜的钙通道，排出钙离子，泵入钾离子，加上菠菜本身也含钾，能限制钠内流，减少应激诱导的去甲肾上腺素的释放，从而起到调理血压的作用。

2 预防和辅助治疗糖尿病合并高血压。菠菜有助于维持血糖稳定，对糖尿病合并高血压有预防和辅助食疗的作用。

完美搭档

菠菜 + 鸡蛋　　菠菜含有叶酸，与鸡蛋同食，可提高机体对鸡蛋中维生素 B_{12} 的吸收率。

 养生营养　菠菜富含维生素 C 和叶酸，前者可协助铁的吸收，后者是重要的造血物质，因此，常吃菠菜对防治缺铁性贫血有一定的积极意义。

三彩菠菜

材料 菠菜350克，粉丝50克，海米30克，鸡蛋2个。

调料 蒜末5克，盐2克，醋10克，香油5克。

做法

1 菠菜择洗干净，放沸水中略烫，捞出切长段；粉丝泡发后剪成长段；海米泡发；鸡蛋加盐打散。

2 煎锅倒油烧至五成热，倒入蛋液，让其在锅内摊开，待摊成蛋皮后，取出，切丝。

3 炒锅倒油烧热，炒香蒜末、海米，加入菠菜段、粉丝段、鸡蛋丝、醋，翻炒至熟，加盐、香油即可。

专家指导

高血压患者早上如何补水？

对高血压患者来说，早晨是危险的时间段。如果血压升高，水分补充不足的话，会造成血流不畅。所以有必要补充水分，以减少心脑血管疾病的发病风险。高血压患者只需在起床后马上喝一杯水，就可能避免危险的发生。

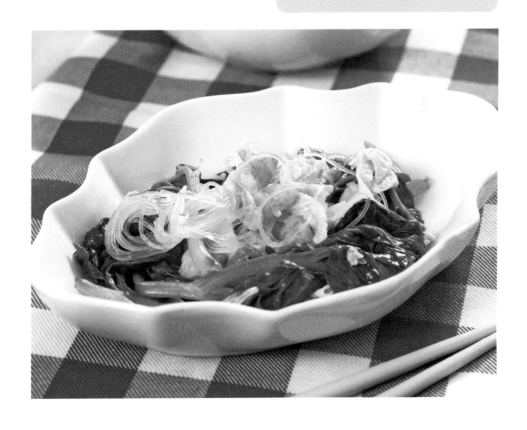

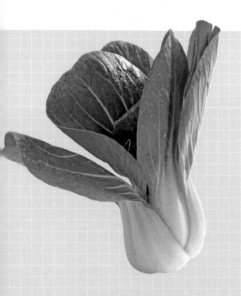

油菜

避免高血压对动脉壁造成损伤

（推荐用量）
每日宜吃150克
（降血压关键营养成分）
钙　钾

对高血压和并发症的功效

1 富含钙、钾，可调理血压。油菜中含有钙，我国流行病学研究证实，人体缺钙会引起血压升高，钙摄入量低者血压高。油菜所含的钾还能避免高血压对动脉壁造成的损伤。

2 降低卒中引起的肾衰等并发症。油菜可使血管承受较大的压力，从而降低卒中引起的肾衰等并发症的发病率。

完美搭档

油菜 + 香菇　油菜和香菇中都富含膳食纤维，搭配食用能缩短食物在胃肠中停留的时间，促进肠道代谢，减少脂肪在体内的堆积，防治便秘。

 养生营养　油菜中所含的植物激素，能够促进酶的形成，对进入人体内的致癌物质有吸附并促进其排出的作用，故有一定的防癌功能。

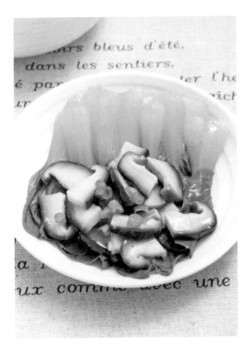

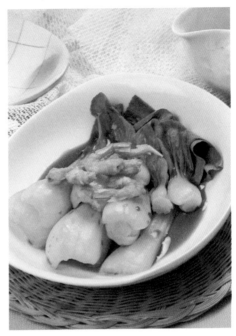

香菇油菜

材料 油菜300克，香菇50克。

调料 盐2克，水淀粉10克，酱油5克。

做法

1 油菜择洗干净，沥干；香菇用温水泡发，去蒂，挤干水分，切片。

2 炒锅置火上，倒油烧热，放入油菜，翻炒片刻，加盐调味，盛出待用。

3 锅置火上，倒油烧至五成热，放入香菇翻炒均匀，然后调入酱油炒至香菇熟，用水淀粉勾芡，放入炒熟的油菜翻炒均匀即可。

海米拌油菜

材料 嫩油菜200克，海米30克。

调料 盐2克，醋10克，香油少许。

做法

1 油菜洗净；海米用温水泡发洗净，炒熟。

2 将油菜放入沸水中焯一下，捞入冷水中过凉，沥干水分，放在盘中。

3 海米放油菜上，用盐、醋、香油调成调味汁，浇在海米和油菜上，拌匀即可。

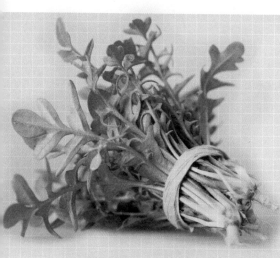

荠菜

适宜肝阳上亢型高血压患者食用

(推荐用量)
每日宜吃 50~100 克
(降血压关键营养成分)
胆碱　乙酰胆碱　荠菜酸钾

对高血压和并发症的功效

1 对肝阳上亢型的高血压患者调理血压效果较好。现代药理研究证实，荠菜含有丰富的胆碱、乙酰胆碱、荠菜酸钾等成分，有调理血压的功能，尤其对于肝阳上亢型的高血压患者调理血压效果较好。

2 对高血压合并冠心病患者有益。荠菜中的黄酮类物质和芳香苷能扩张冠状动脉，增加冠状动脉的血流量，对高血压合并冠心病患者有较好的保健作用。

完美搭档

荠菜 + 鸡肉

荠菜和鸡肉搭配食用可取得滋阴补气、减肥美容的功效，同时荠菜中的膳食纤维还能抑制人体对鸡肉脂肪的吸收。

 养生营养　荠菜所含的荠菜酸能缩短出血时间，可以止血，对内伤出血、便血、尿血、咯血等有较好的调理作用。

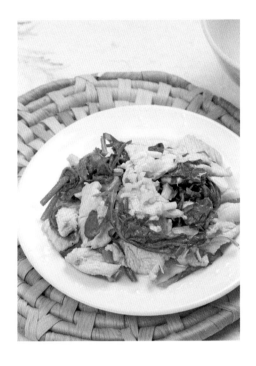

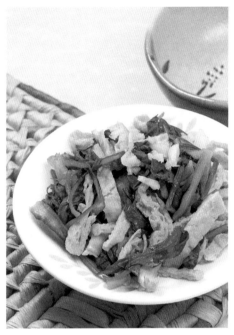

荠菜炒鸡片

材料　荠菜150克，鸡胸肉100克。

调料　葱花、姜末各5克，盐2克。

做法

1　荠菜择洗干净；鸡胸肉洗净，切片。

2　锅置火上，倒入植物油，待油温烧至七成热，炒香葱花和姜末，放入鸡胸肉片煸熟，倒入荠菜炒熟，用盐调味即可。

蛋皮拌荠菜

材料　荠菜250克，鸡蛋2个。

调料　蒜末5克，盐2克，香油10克。

做法

1　荠菜择洗干净，入沸水中焯，30秒，捞出，凉凉，沥干水分，切段；鸡蛋磕入碗内，打散。

2　煎锅置火上，倒入植物油烧至五成热，淋入蛋液煎成薄蛋皮，盛出，切丝、取盘，放入荠菜段和蛋皮丝，用蒜末、盐和香油调味即可。

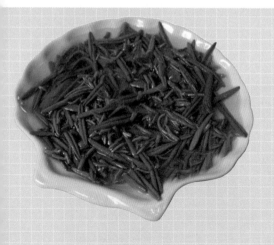

莼菜
药理试验证实可调理血压

(推荐用量)
每日宜吃 50 克
(降血压关键营养成分)
多糖

对高血压和并发症的功效

1 富含多糖，能帮助调理血压。莼菜的黏液质中富含多糖，经药理试验证实，这种黏液能帮助降低血压。坚持食用，有利于高血压病情好转。

2 预防疾病。莼菜含有酸性杂多糖，能明显促进巨噬细胞吞噬异物，增强机体的免疫功能。

完美搭档

莼菜 + 鱼　莼菜可与鲫鱼、鲤鱼、黄鱼等鱼类搭配食用，既能营养互补，又能增进莼菜的香味，促进食欲。

 养生营养　莼菜的黏液质含有多种营养物质及多缩戊糖，有较好的清热解毒作用。

莼菜鱼片汤

材料 莼菜250克,草鱼1条(约500克)。

调料 葱段、姜片各5克,料酒20克,
盐3克,香油5克。

做法

1 莼菜择洗干净,放入沸水中焯1分
钟,捞出,沥干水分,盛入汤碗
中;草鱼去鳞,除鳃和内脏,取
肉,切片,加料酒、葱段、姜片和
盐抓匀,腌渍15分钟。

2 锅置火上,倒入适量清水烧沸,放
入鱼片汆熟,用盐调味,离火,倒
入装有莼菜的碗中,淋入香油即可。

专家指导

高血压患者可以食用蜂蜜吗?

蜂蜜中含有多种营养物质,其特有
的味道也深受各年龄段人们的喜爱。蜂
蜜含有较多的钾,也具有一定的通便作
用,对患高血压的老年人来说是可以食
用的。但同时蜂蜜中含有大量的糖,肥
胖或有血糖问题的老年人尽量不要饮用
蜂蜜。能够饮用蜂蜜的老年人也应注意
服用量不要太大。

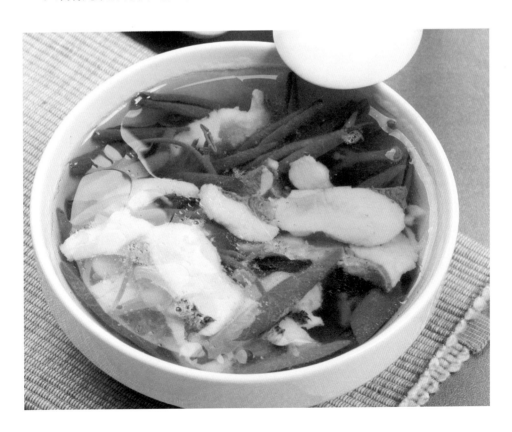

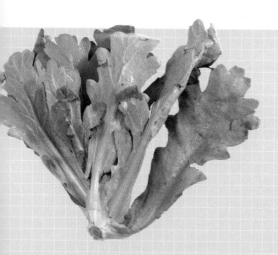

茼蒿

挥发油、胆碱帮助调理血压

推荐用量

每日宜吃 50~100 克

降血压关键营养成分

挥发油　胆碱

对高血压和并发症的功效

1 辅助调理脾胃不和引起的高血压。茼蒿中的挥发油有健脾和胃的功效，有利于调理脾胃不和引起的高血压，改善眩晕胸闷、食少痰多等症状。茼蒿所含的胆碱也有调理血压的作用。

2 富含膳食纤维，有助于减肥。茼蒿热量低，含有丰富的膳食纤维，有助肠道蠕动，促进排便，促进脂肪排出，从而帮助减肥。

完美搭档

茼蒿 + 肉、蛋

茼蒿含有较多的脂溶性维生素，适合搭配肉、蛋等荤食共同烹调，以促进胡萝卜素的吸收和利用。

养生营养 茼蒿中的芳香精油遇热易挥发，会减弱茼蒿的健胃作用，所以烹调时应大火快炒。

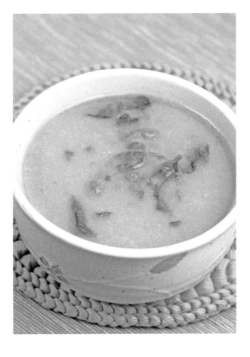

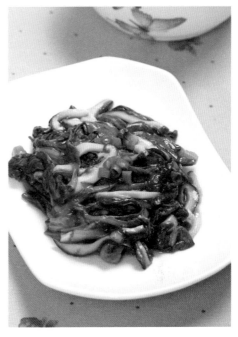

茼蒿腰片汤

材料 猪腰150克，茼蒿100克。

调料 葱花、姜片各5克，香油、料酒、水淀粉各10克，盐3克。

做法

1 猪腰洗净，横刀剖开，去除白色筋状物，洗净，切片，加水淀粉、料酒腌渍20分钟；茼蒿择洗干净，切段。

2 锅置火上，倒油烧至七成热，放入葱花、姜片和香油，倒入猪腰片滑熟，加适量清水煮熟，放入茼蒿段煮熟，用盐调味即可。

香菇扒茼蒿

材料 茼蒿150克，鲜香菇100克。

调料 葱花、水淀粉各适量，盐2克。

做法

1 茼蒿择洗干净，切段；鲜香菇去根，洗净，入沸水中焯透，捞出，切丝。

2 炒锅置火上，倒入适量植物油，待油温烧至七成热，放葱花炒香，放入茼蒿、香菇丝炒熟。

3 用盐调味，淋水淀粉勾芡即可。

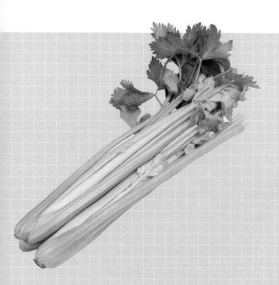

芹菜
降低毛细血管的通透性

（推荐用量）

每日宜吃 50~100 克

（降血压关键营养成分）

维生素 P

对高血压和并发症的功效

1 增加血管弹性，防止毛细血管破裂。芹菜中的维生素 P 可降低毛细血管的通透性，增加血管弹性，具有辅助调理血压、防止毛细血管破裂等功效，对于原发高血压、妊娠高血压及更年期高血压均有疗效。

2 有益于动脉硬化、血脂异常等并发症。芹菜中含有丰富的钾，对高血压及动脉硬化、血脂异常症等并发症有辅助调理作用。

完美搭档

芹菜 + 坚果

芹菜适宜和坚果一起搭配食用，坚果可以补充芹菜欠缺的脂肪，同时由于芹菜富含膳食纤维，又能抑制摄入过量油脂，避免加重肠胃负担。

养生营养 芹菜炒熟后调理血压作用并不明显，所以最好生吃或凉拌，连叶带茎一起嚼食，可最大限度地保存营养，起到降压的作用。

什锦芹菜

材料 芹菜 150 克，胡萝卜 100 克，香菇 20 克，冬笋 50 克。

调料 姜末、香油各适量，盐 2 克。

做法

1 将芹菜择洗干净，入沸水焯熟，过凉，捞出沥干，切斜段；香菇泡发，去蒂，洗净，切丝；冬笋去壳、削去老硬部分，洗净切丝；胡萝卜洗净，切丝；将胡萝卜丝、香菇丝、冬笋丝分别放入沸水中焯透，捞出沥干。

2 将芹菜段、胡萝卜丝、香菇丝、冬笋丝放入盘中，加入姜末、盐、香油拌匀即可。

专家指导

为什么高血压患者不能喝运动型饮料和碳酸饮料？

高血压患者最好少喝运动型饮料和碳酸饮料，因为运动型饮料一般含钠等电解质，这类物质容易加重血液、血管、肾脏的负担，导致血压升高、心脏负荷加大而引发不适；碳酸饮料中也含有钠，研究人员发现，一天喝可乐多于4 罐的人，高血压比例比少饮或不饮可乐者，高出 28%～44%。即使是喝低糖的可乐，也会增加患高血压的风险，只不过概率稍微降低一点而已。

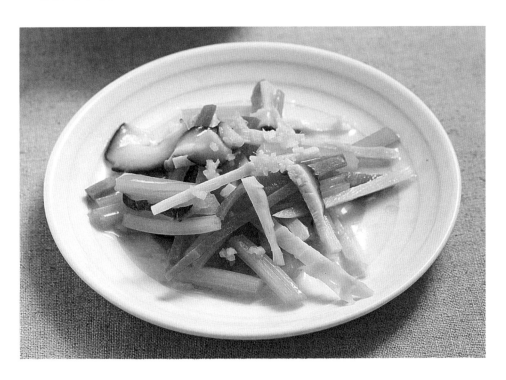

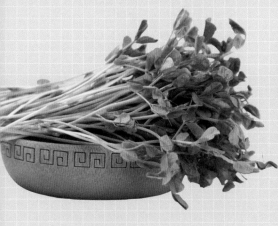

豌豆苗
防止由便秘引发的血压升高

(推荐用量)
每日宜吃 50 克

(降血压关键营养成分)
膳食纤维　钾

对高血压和并发症的功效

1 含膳食纤维和钾，均可辅助调理血压。豌豆苗中的膳食纤维能促进大肠蠕动，保持大便通畅，防止由便秘引发的血压升高；含有的钾可促进排出人体内过剩的钠，从而达到调理血压的效果。

2 减轻体重。豌豆苗中丰富的钾能帮助排除体内多余的水分，有利于水肿型肥胖人群减肥轻身。

完美搭档

豌豆苗 + 猪肉
豌豆苗和猪肉同食，豌豆苗中含有较多的膳食纤维，可减少猪肉中脂肪和胆固醇的吸收。

养生营养　豌豆苗所富含维生素 C 和能分解体内产生亚硝胺的酶，抑制亚硝胺形成，具有抗癌防癌的作用。

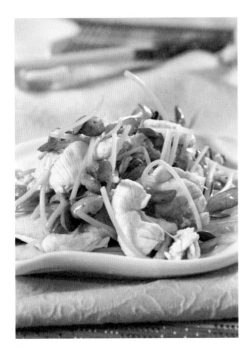
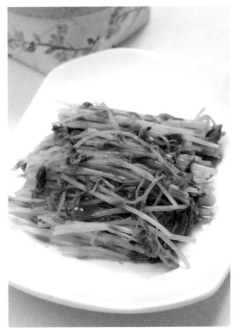

豌豆苗炒鸡片

材料 豌豆苗 400 克，鸡胸肉 300 克，
鸡蛋 2 个（取蛋清）。

调料 盐、料酒、水淀粉、鲜汤各适量。

做法

1 豌豆苗去尖，洗净；鸡胸肉洗净，
切片，用料酒、鸡蛋清、水淀粉拌
匀，挂浆；盐、料酒、水淀粉、鲜
汤调制成味汁，待用。

2 锅置火上，倒油烧热，倒入鸡片滑
熟，捞出沥油，待用。

3 锅留底油烧热，倒入豌豆苗翻炒片
刻，再倒入鸡片炒匀，淋上味汁即可。

凉拌豌豆苗

材料 豌豆苗 200 克。

调料 蚝油、白糖、香油各适量，盐 1 克。

做法

1 将豌豆苗择洗干净，放入沸水锅中
烫熟后捞出，放入凉开水中漂洗，
捞出沥去水分，切成短段，放入盘
中，撒上盐拌匀。

2 取小碗一只，放入蚝油、白糖、香
油，调成味汁，浇在腌好的豌豆苗
上即可。

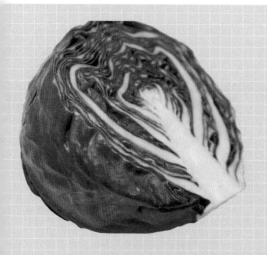

紫甘蓝
将人体中的钠置换出来

(推荐用量)
每日宜吃 50 克
(降血压关键营养成分)
钾

对高血压和并发症的功效

1 促进钠排出，利于调理血压。紫甘蓝是钾的良好来源，每百克紫甘蓝含钾120毫克以上。钾能和人体血液中的钠进行置换反应，将钠排出体外，有利于调理血压，是高血压患者的理想菜肴。

2 促使胰岛素分泌。紫甘蓝富含的维生素 C，可促使胰岛素分泌，提高机体对胰岛素的敏感性，从而降低血糖。其所含的膳食纤维，可以减少糖类与脂肪的吸收。

完美搭档

紫甘蓝 + 鱿鱼

鱿鱼中牛磺酸的吸收需要维生素 B_6 的参与，而紫甘蓝富含维生素 B_6，两者同食能使人体更好地吸收其营养成分。

养生营养 单纯甲状腺肿患者吃富含碘的食物时，不可进食紫甘蓝，因为紫甘蓝中的有机氰化物会抑制碘的吸收。

三丝紫甘蓝

材料　紫甘蓝100克，柿子椒、胡萝卜、
　　　　鸡胸肉各50克。

调料　盐3克，葱花5克。

做法

1　紫甘蓝、胡萝卜洗净，切丝；柿子
　　椒洗净，去蒂除子，切丝；鸡胸肉
　　洗净，切丝。

2　锅置火上，倒入植物油烧热，放葱
　　花炒香，放入鸡肉丝和胡萝卜丝煸
　　熟，下入紫甘蓝丝和柿子椒丝翻炒
　　1分钟，用盐调味即可。

专家
指导

高血压患者可以吃火锅吗？

　　火锅汤底和食材中含有较多的脂肪，而且还有以下隐患：火锅店空气流通差，易造成室内空气污浊；饮食过量造成血液集中在肠胃部位，使脑部缺氧；吃火锅后饮用冷饮会使肠胃血管收缩，血压短时间极其不稳定，高血压患者还容易出现头晕，严重的可诱发心肌梗死、卒中。因此，高血压患者最好不吃火锅。如果实在想吃，要注意少选脂肪含量高的食材，不喝汤底，并在吃完火锅后吃一些水果。

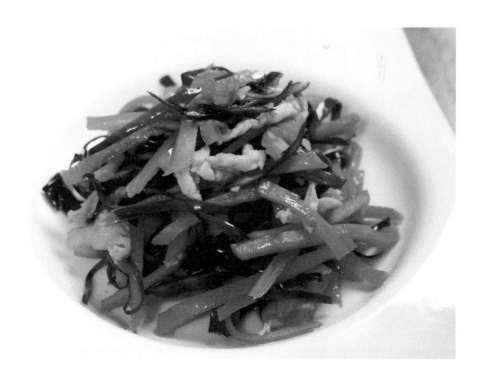

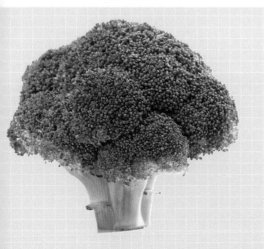

西蓝花

保障舒张血管的一氧化氮的供应

(推荐用量)

每日宜吃 50 克

(降血压关键营养成分)

维生素 C　叶绿素

对高血压和并发症的功效

1 可清除自由基，调节血压。西蓝花中维生素 C 和叶绿素的含量都很高，具有抗氧化的作用，可清除自由基，保障体内舒张血管的一氧化氮的供应，从而调节血压。

2 预防心脏病、卒中等高血压并发症。西蓝花中的类黄酮能够阻止胆固醇氧化，防止血小板凝结成块，从而预防心脏病、卒中等高血压并发症。

完美搭档

西蓝花 + 虾仁 ｜ 西蓝花含有少量的致甲状腺肿物质，与虾仁搭配可以中和致甲状腺肿物质。

养生营养 西蓝花富含钾，尿少或无尿患者应减少钾的摄入，因此不宜多食西蓝花。

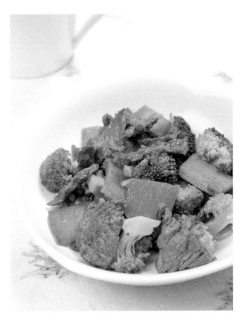
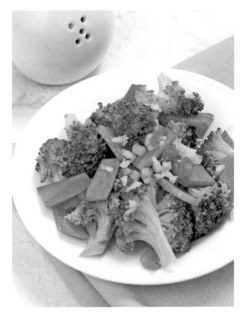

西蓝花炒牛肉

材料 西蓝花 200 克，牛肉 150 克，胡萝卜半根。

调料 料酒、淀粉各 10 克，盐 2 克，蒜蓉、姜末、酱油各 5 克，胡椒粉少许。

做法

1 牛肉洗净，切薄片，放入碗中，加料酒、酱油、淀粉腌渍 15 分钟；西蓝花择洗干净，掰小朵，用盐水洗干净，沥干；胡萝卜洗净，去皮，切片。

2 油烧至五成热下牛肉滑散，肉变色后捞出，留底油烧热下蒜蓉、姜末炒香，加入胡萝卜片、西蓝花翻炒，放牛肉片，加胡椒粉、盐炒匀即可。

西蓝花烩胡萝卜

材料 西蓝花 250 克，胡萝卜 50 克。

调料 葱花、蒜末各 5 克，盐 2 克。

做法

1 西蓝花择洗干净，掰成小朵，入沸水中略焯，捞出，沥干水分；胡萝卜洗净，切片。

2 炒锅置火上，倒入植物油烧至七成热，加葱花、蒜末炒香，放入胡萝卜片翻炒，倒入西蓝花炒熟，用盐调味即可。

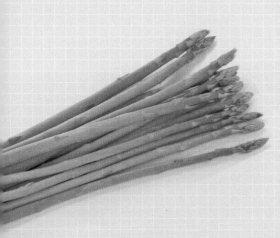

芦笋

扩张末梢血管，调理血压

（推荐用量）
每日宜吃 50 克

（降血压关键营养成分）
天门冬酰胺　槲皮黄酮

对高血压和并发症的功效

1 扩张末梢血管，从而调理血压。芦笋中的天门冬酰胺可扩张末梢血管，有利于调理血压；所含的槲皮黄酮有增强毛细血管弹性、抗血小板凝集等作用，从而达到调理血压的效果。

2 对高血压并发冠心病有较好的防治作用。芦笋能扩张冠状动脉，增加冠状动脉血流量，对高血压并发冠心病有较好的预防作用。

完美搭档

芦笋 + 虾仁　芦笋与虾仁同食具有补肾壮阳、养血固精、化瘀解毒、开胃化痰等功效。

养生营养　芦笋中的叶酸很容易被破坏，所以若用来补充叶酸应避免高温烹煮，最佳的食用方法是用微波炉小功率热熟。

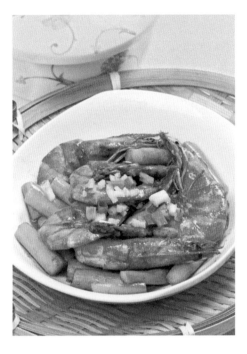

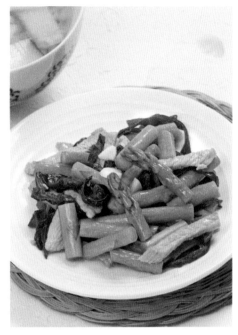

鲜虾芦笋

材料 芦笋250克，鲜海虾100克。

调料 葱花、姜末各5克，盐2克，料酒15克，淀粉10克。

做法

1 芦笋去老皮，洗净，切段；鲜海虾去虾须，剪开虾背，挑出虾线，洗净，用料酒、淀粉腌渍10分钟。

2 锅置火上，倒入植物油烧至七成热，放葱花、姜末炒香，放入鲜海虾、芦笋段翻炒至熟，加盐调味即可。

里脊肉炒芦笋

材料 猪里脊肉150克，芦笋3根，水发木耳50克。

调料 盐2克，水淀粉10克，蒜片5克，胡椒粉少许。

做法

1 将水发木耳洗干净，捞起后沥干，切丝；猪里脊肉切成细条状；芦笋洗净，切成约3厘米长的小段。

2 将锅预热，加入植物油，先把蒜片爆香，再放入猪里脊肉细条、芦笋段和木耳丝翻炒均匀，加入盐和胡椒粉调味，用水淀粉勾芡即可。

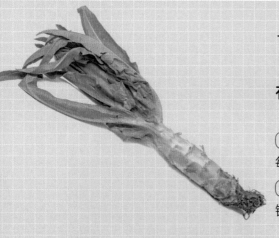

莴笋

有利于维持血压稳定

推荐用量
每日宜吃 60 克

降血压关键营养成分
钾

对高血压和并发症的功效

1 高钾低钠，利于维持血压稳定。莴笋中含钾丰富而钠含量低，钾的含量是钠的五六倍，有利于体内水盐的平衡，维持血压稳定，对高血压患者十分有益。

2 改善糖的代谢功能，降低血糖。莴笋中含有的烟酸是胰岛素的激活剂，能够改善糖的代谢功能，降低血糖。莴笋中所含的膳食纤维，能延缓葡萄糖的吸收，减少胰岛素的用量。

完美搭档

莴笋 + 牛肉

莴笋尤其是莴笋叶含大量叶绿素，具有促进人体造血的功能，与含 B 族维生素的牛肉合用，具有调养气血的作用。

养生营养 莴笋中含有一种芳香烃羟化脂，能分解食物中的致癌物亚硝胺，防止癌细胞的形成。

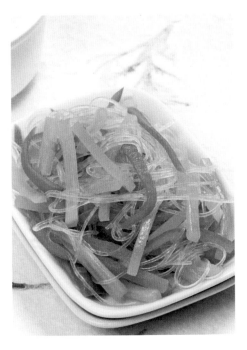

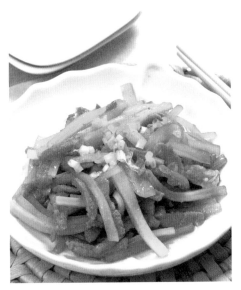

三丝莴笋

材料 莴笋 150 克，胡萝卜 1 根，柿子
椒 1 个，粉丝 10 克。

调料 盐 2 克，香油少许。

做法

1 莴笋、胡萝卜洗净，去皮，切丝；
柿子椒去蒂除子，切成丝；粉丝用
温水泡软，切成段。

2 将莴笋丝、胡萝卜丝、柿子椒丝、
粉丝入沸水焯透，捞出，凉凉。

3 将莴笋丝、胡萝卜丝、柿子椒丝和
粉丝段放入盘中，加盐、香油拌
匀即可。

莴笋炒牛肉丝

材料 莴笋 300 克，牛肉丝 200 克。

调料 蒜末、葱花各 5 克，酱油、料酒
各 5 克，盐 2 克。

做法

1 将莴笋洗净去皮，切成丝；牛肉洗
净，切成丝，用酱油和料酒腌渍 10
分钟。

2 锅置火上，倒植物油烧热后，放蒜
末、葱花爆香，加入牛肉丝，大火
快炒约 1 分钟，捞出备用。

3 锅留底油，放入莴笋丝大火快炒约
2 分钟，加牛肉丝翻炒均匀，加盐
调味即可。

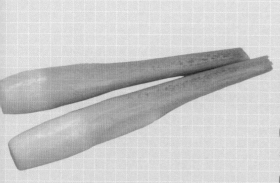

茭白

对抗钠所引起的升压作用

（推荐用量）
每日宜吃 60～200 克
（降血压关键营养成分）
钾　膳食纤维

对高血压和并发症的功效

1 富含钾，有稳定血压的作用。茭白富含钾，进入人体可以对抗钠所引起的升压和血管损伤，高血压患者，尤其是服用利尿药的患者常吃茭白有利于稳定血压。

2 预防便秘和肠道疾病。茭白所含膳食纤维能够避免胆固醇在血管壁上沉积，预防动脉硬化，此外，还能促进肠道蠕动，预防便秘及肠道疾病。

完美搭档

茭白 + 蘑菇　茭白可解热毒、除烦渴，配以补气益胃、理气化痰的蘑菇，可增进食欲，而且还有助消化、化痰宽中的功效。

养生营养　茭白性凉，体质虚寒者多食容易腹泻、肚子胀、头晕，所以体寒者以及手脚冰凉的人建议少吃。

茭白炒肉片

材料　猪里脊肉200克，茭白2根。

调料　白糖、葱末、蒜末各5克，料酒、
　　　　水淀粉各10克，酱油、盐各3克。

做法

1　茭白去皮，洗净，切片；猪里脊肉
　　洗净，切片，用酱油、料酒、水淀
　　粉腌渍待用。

2　炒锅置火上，倒油烧至七成热，倒
　　入肉片滑熟，盛出待用。

3　锅留底油，放入葱末、蒜末煸香，
　　放入茭白片翻炒片刻，加入猪里脊
　　肉片、盐、白糖翻炒入味即可。

专家
指导

高血压患者应如何补充水分？

　　每天早晨起床时，应空腹喝1杯
温水；早晨外出锻炼回家后，喝1杯
水，以补充运动中流失的水分；下午，
每过1小时就适当喝点水。沐浴前后
各喝1杯水；睡前喝一点水。但喝水
也不是越多越好，每天喝1200~1500
毫升水为宜。

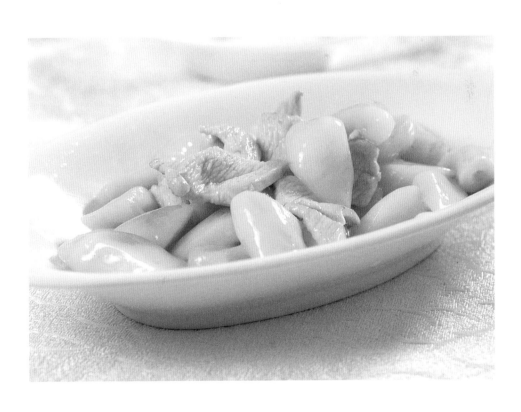

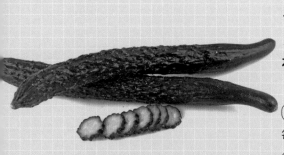

黄瓜

有较好的利尿作用，辅助降压

推荐用量
每日宜吃 100 克

降血压关键营养成分
异槲皮苷

对高血压和并发症的功效

1 降低含钠量，辅助调理血压。黄瓜皮中所含的异槲皮苷有较好的利尿作用，使血管壁细胞含钠量下降，可起到辅助降血压的功效。

2 有益糖尿病、血脂异常。黄瓜含丙醇二酸，可抑制糖类转化为脂肪，对防治高血压并发糖尿病、血脂异常有一定的积极意义。

完美搭档

黄瓜 + 蜂蜜

黄瓜富含膳食纤维，可促进肠道中腐败食物的排泄；蜂蜜具有良好的润肠作用，二者同食，可以消食通便。

养生营养　把新鲜的黄瓜简单用糖腌一下，或者直接加凉开水在榨汁机中取汁饮用，有降压解暑的功效。

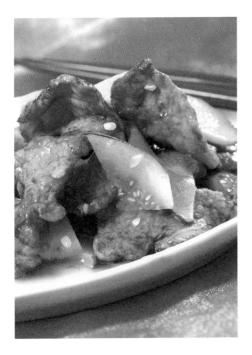

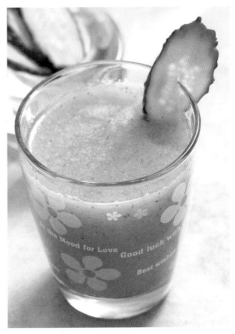

黄瓜炒肉片

材料 黄瓜 300 克，猪肉 200 克。

调料 葱段、姜丝、蒜片各 5 克，酱油、水淀粉各 5 克，盐 2 克。

做法

1 猪肉洗净，沥水，切薄片，与酱油、盐和水淀粉拌匀上浆；黄瓜洗净，去蒂，切片待用。

2 炒锅置火上，倒油烧至六成热，放入葱段、姜丝和蒜片炒香，放入肉片煸熟，加入黄瓜片炒熟即可。

黄瓜雪梨汁

材料 黄瓜 200 克，雪梨 150 克。

调料 蜂蜜适量。

做法

1 黄瓜洗净，切丁；雪梨洗净，去皮和核，切小块。

2 将黄瓜丁、雪梨块放入果汁机中，加入适量饮用水搅打，加入蜂蜜即可。

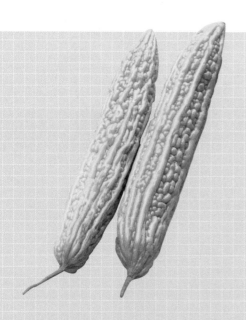

苦瓜

限制钠内流，调理血压

(推荐用量)
每日宜吃 100 克

(降血压关键营养成分)
钾

对高血压和并发症的功效

1 利尿活血。苦瓜富含钾，能限制钠内流，减少应激诱导的去甲肾上腺素的释放。

2 降低血糖。苦瓜中有苦瓜苷和类似胰岛素的物质，具有一定的降血糖作用，是糖尿病患者的理想食品。

完美搭档

苦瓜 + 瘦猪肉　　有利于机体对铁的吸收利用。

养生营养 苦瓜烹调前最好用沸水焯一下，可以避免草酸与食物中的钙结合，影响人体对钙质的吸收。

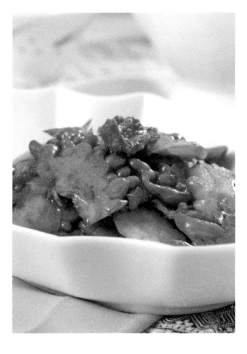

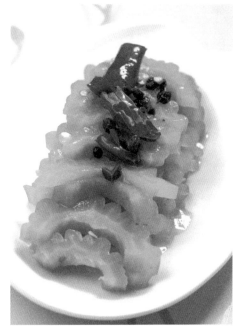

肉片苦瓜

材料 猪肉 25 克、苦瓜片 100 克。

调料 葱花、姜末、植物油、盐各适量。

做法

1 猪肉洗净，切片。

2 锅内倒油烧热，炒香葱花、姜末，
放入肉片煸炒至变色，下入苦瓜片
炒软，加盐调味即可。

凉拌苦瓜

材料 苦瓜 200 克。

调料 香油、干红辣椒、花椒各适量，
盐 1 克。

做法

1 苦瓜洗净，去两头，剖两半，去瓤
和子，切成片，放凉开水中泡 15
分钟，捞出，焯熟，沥干；干红辣
椒洗净，切段。

2 锅置火上，放油烧热，放入干红辣
椒、花椒爆香，将油淋在苦瓜上，
加盐、香油拌匀即可。

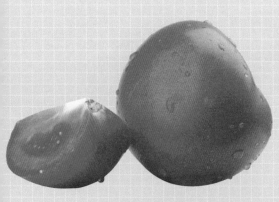

番茄
使钠离子浓度降低

推荐用量

每日宜吃 100~150 克

降血压关键营养成分

维生素 P 番茄红素 钾

对高血压和并发症的功效

1 番茄红素能使钠离子浓度降低，而调理血压。番茄中的番茄红素有利尿作用，使钠离子浓度降低，调理血压。而且番茄是高钾低钠食物，还含有降压的重要物质——维生素 P，有利于预防高血压。

2 预防和辅助治疗高血压并发心血管疾病。番茄中所含的维生素 C、番茄红素能降低血液中低密度脂蛋白胆固醇的含量，可预防和辅助治疗高血压并发心血管疾病。

完美搭档

番茄 + 鸡蛋

番茄中的维生素 C 具有抗氧化作用，能加强维生素 E 的效果，与含有维生素 E 的鸡蛋一起食用，可以护肤、抗衰老。

养生营养

番茄中的番茄红素在番茄做熟后吃吸收更好。

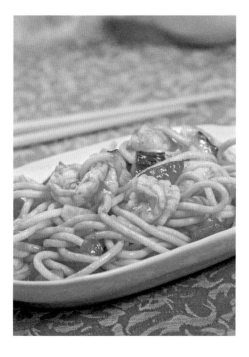
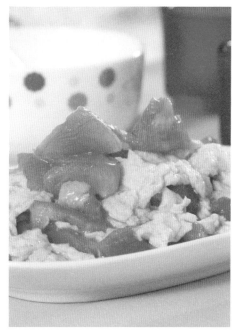

番茄意大利面

材料 意大利面条 100 克，番茄丁、虾仁、黄瓜丁各 50 克。

调料 料酒 10 克，葱花 5 克，番茄酱 20 克，盐 2 克，胡椒粉少许。

做法

1 意大利面条放入加盐的沸水锅中煮熟，捞出，过凉，沥干水分；虾仁挑去虾线，洗净。

2 锅内倒植物油烧热，爆香葱花，将意大利面条放入翻炒，再加番茄丁、虾仁和黄瓜丁同炒，放入料酒、番茄酱、盐、胡椒粉炒匀即可。

番茄炒蛋

材料 番茄 200 克，鸡蛋 2 个。

调料 盐 2 克，白糖 3 克，料酒 10 克。

做法

1 将番茄洗净，切小块；鸡蛋洗净，将鸡蛋液打入碗中，顺同一方向搅散，加盐、料酒备用。

2 锅烧热，倒油烧至约七成热，倒入打散的蛋液，翻炒至蛋液凝固，炒碎盛入盘中。

3 锅烧热，倒少许油，放入番茄块翻炒约 2 分钟，投入鸡蛋碎，使番茄与鸡蛋混合，再加入白糖、盐，炒匀即可。

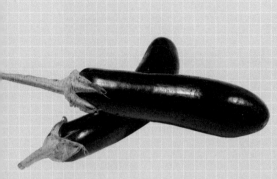

茄子

通过调节免疫功能调理血压

（推荐用量）

每日宜吃 200 克

（降血压关键营养成分）

维生素 P

对高血压和并发症的功效

1 增加微血管韧性和弹性，避免血管破裂。茄子富含维生素 P，能增加微血管韧性和弹性，减少血管阻力，保证血液流通顺畅，避免血管破裂，从而调理血压。

2 辅助预防冠心病、脑动脉硬化。茄子中所含的胆碱等物质对高血压患者预防冠心病、脑动脉硬化等心脑血管疾病十分有益。

完美搭档

茄子＋肉、蛋　　猪肉、蛋类中的胆固醇含量较高；茄子的纤维中含有皂苷，搭配食用，可降低胆固醇的吸收率。

养生营养　茄子不宜削皮食用，因为茄子皮中含有维生素 P、铁等多种营养物质，而且去皮后烹调易氧化变黑。

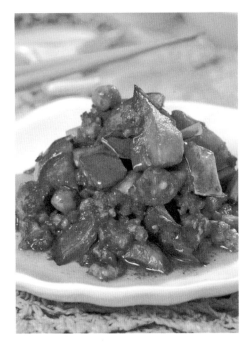
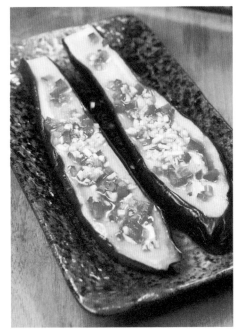

肉末烧茄子

材料 猪瘦肉 100 克，嫩茄子 300 克，青豆 30 克。

调料 葱花、姜末各 5 克，白糖 5 克，酱油、水淀粉各 15 克，盐 2 克。

做法

1 猪瘦肉洗净，去净筋膜，切成肉末；嫩茄子洗净，去蒂，切滚刀块；青豆洗净。

2 锅置火上，倒入植物油烧热，炒香葱花、姜末，倒入肉末煸熟，下入茄子块、青豆翻炒均匀，加入白糖，淋入酱油和适量清水烧至茄子熟透，放入盐调味，用水淀粉勾薄芡即可。

蒜蓉蒸茄子

材料 茄子 400 克，红柿子椒 1 个。

调料 蒜末、葱花各 10 克，盐 2 克。

做法

1 茄子洗净，从中间剖开，切成大片，放入盘中，入蒸锅蒸熟；红柿子椒洗净，去子，切丁。

2 锅内倒橄榄油烧热，加入蒜末、葱花、红柿子椒丁爆香，加入盐调味制成酱汁，淋到蒸熟的茄子上即可。

> **烹饪智慧** 茄子比较吸油，高血压患者炒食茄子时建议预先用盐腌渍半小时左右，然后用手挤出水分，可减少用油。

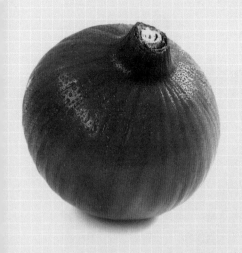

洋葱

所含前列腺素 A 有助于防止血压升高

(推荐用量)
每日宜吃 50 克

(降血压关键营养成分)
葱辣素　可溶性膳食纤维

对高血压和并发症的功效

1 减少外周血管阻力，降低血液黏稠度。洋葱含有的前列腺素 A 是较强的血管扩张剂，能减少外周血管阻力，降低血液黏稠度，还能抑制儿茶酚等升压物质的作用，从而使血压下降。

2 预防高血压并发糖尿病、血脂异常症。洋葱含有降糖成分，所含挥发油有降低胆固醇的功效，对预防高血压并发糖尿病、血脂异常症都有一定作用。

完美搭档

洋葱 + 肉类　　洋葱适宜和肉类搭配食用，不仅能去除肉类的腥味，还能提高人体对肉类中维生素 B_1 的吸收利用率。

养生营养　洋葱内含有大量的挥发油物质，食用后易使人胀气，摄入要适量，胃肠胀气患者应忌吃洋葱。

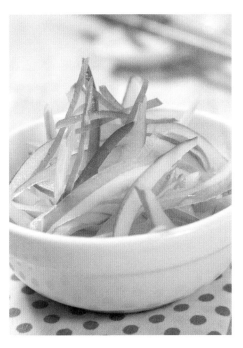

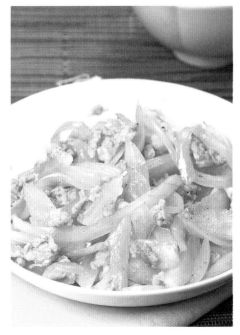

凉拌洋葱丝

材料 洋葱 200 克，青、红柿子椒丝各
少许。

调料 柠檬汁 10 克，盐 3 克，白糖少许。

做法

1 洋葱剥皮洗净，洋葱要逆纹路切成
细丝。

2 将洋葱丝加盐拌匀腌渍 5 分钟，沥
干渗出的汁液，用清水冲洗一遍，
再放冰水中浸泡 2 分钟。

3 沥干冰水，加入白糖、柠檬汁，再加
少许盐拌匀，点缀青、红柿子椒丝
即可。

洋葱炒鸡蛋

材料 洋葱 1 个，鸡蛋 2 个。

调料 盐 3 克，五香粉少许。

做法

1 洋葱去老皮和蒂，洗净，切丝；鸡
蛋磕开，打散，搅匀。

2 炒锅置火上，倒油烧热，倒入鸡蛋
液炒成块，盛出。

3 锅底留油，烧热，放入洋葱丝炒
熟，倒入鸡蛋块翻匀，调入盐、五
香粉即可。

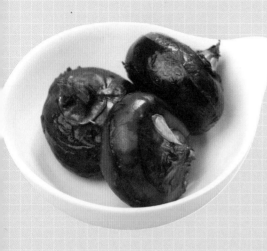

荸荠

含较多膳食纤维，有利于降压

(推荐用量)

每餐约 10 个

(降血压关键营养成分)

膳食纤维

对高血压和并发症的功效

1 所含膳食纤维解便秘、降血压。荸荠中的膳食纤维可促进大肠蠕动，有降压作用。还有滑肠通便的作用，对便秘的疗效显著，可防治便秘所引发的血压升高。

2 对糖尿病有辅助疗效。荸荠质嫩多津，可治疗热病津伤口渴之症，对糖尿病尿多者，有一定的辅助食疗作用。

完美搭档

荸荠 + 海蜇

荸荠和海蜇都具有清热止渴、利湿化痰、凉血降压的功效，二者同食会更具疗效，非常适合高血压患者食用。

养生营养

因为荸荠生长在泥中，外皮和内部都有可能附着较多的细菌和寄生虫，所以荸荠不宜生吃，而且煮熟的荸荠味道更甜。

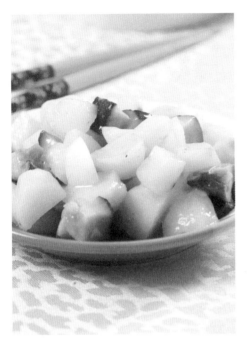
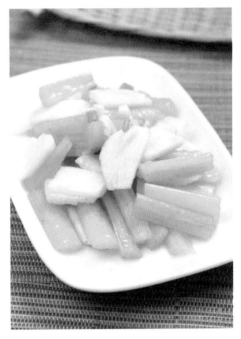

荸荠炒香菇

材料 荸荠 150 克，鲜香菇 50 克。

调料 葱末、水淀粉各适量，盐 1 克。

做法

1 荸荠削皮，洗净，切块；鲜香菇去蒂，洗净，入沸水中焯透，捞出，切块。

2 炒锅置火上，倒入植物油烧至七成热，炒香葱末，放入荸荠块翻炒均匀。

3 加适量清水烧至荸荠块熟透，放入香菇块翻炒均匀，加盐调味，用水淀粉勾芡即可。

荸荠炒芹菜

材料 荸荠 150 克，芹菜 100 克。

调料 葱花、蒜末各适量，盐 2 克。

做法

1 荸荠去皮，洗净，切片；芹菜择洗干净，入沸水中焯烫，捞出，切段。

2 炒锅置火上，倒入适量植物油，待油温烧至七成热，炒香葱花，放入荸荠片炒熟，倒入芹菜段翻炒均匀，用盐、蒜末调味即可。

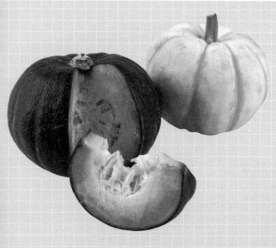

南瓜

有较强的排钠功效

推荐用量
每日宜吃 100 克

降血压关键营养成分
钾　膳食纤维

对高血压和并发症的功效

1 能促进排钠，帮助调理血压。南瓜中含有丰富的钾离子，而且经加热后也不易流失，可以促进体内多余的钠排出，再配合膳食纤维的排钠作用，能有效辅助调理血压。

2 预防和辅助治疗高血压并发糖尿病。南瓜含有钴和果胶，有促进胰岛素分泌、调节血糖的作用，能够预防和辅助治疗高血压并发糖尿病。

完美搭档

南瓜 + 牛肉

胡萝卜素含量丰富的南瓜和牛肉搭配，不仅能促进胡萝卜素的吸收和利用，而且可提高机体的抗病能力。

养生营养 南瓜心含有相当于果肉 5 倍的胡萝卜素，所以在烹调的时候要尽量全部加以利用。

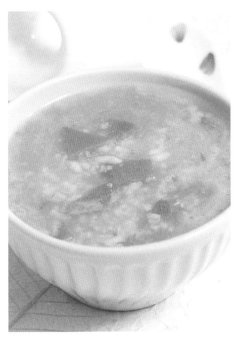

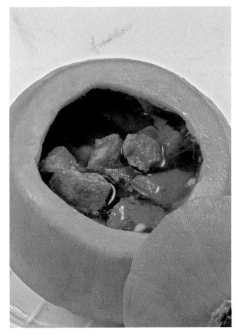

燕麦南瓜粥

材料 燕麦片 30 克，大米 50 克，小南
瓜 1 个。

做法

1 将南瓜洗净削皮去子，切成小块；
大米洗净，用清水浸泡 30 分钟。

2 锅置火上，将大米与清水一同放入
锅中，大火煮沸后换小火煮 20 分钟。

3 放入南瓜块，小火煮 10 分钟，再加
入燕麦片，继续用小火煮 10 分钟
即可。

南瓜牛腩盅

材料 牛腩 250 克，南瓜 1 个（约 500
克）。

调料 盐 3 克，咖喱粉少许。

做法

1 牛腩洗净，切小块，入沸水中汆
透，捞出；南瓜洗净，切下顶端当
盖子，用勺挖出瓜瓤，备用。

2 锅置火上，倒入植物油烧至七成
热，放入咖喱粉炒香，倒入牛肉块
翻炒均匀，加入适量清水将牛腩炖
至七成熟，用盐调味。

3 将炖好的牛腩盛入去瓤的南瓜中，
放入烧沸的蒸锅，中火蒸 40 分钟
即可。

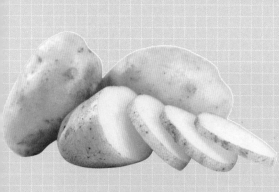

土豆

保钾排钠，防止血压升高

（推荐用量）
每日宜吃 40 克

（降血压关键营养成分）
钾

对高血压和并发症的功效

1 将钠排出体外，防止血压升高。土豆富含钾，每100克土豆中的钾含量高达300多毫克，能取代体内的钠，同时能将钠排出体外，防止血压升高。

2 降低高血压患者发生卒中和心肌梗死的风险。土豆中的黏液蛋白可防止心血管内壁脂肪沉积，保持血管的弹性，降低高血压患者发生卒中和心肌梗死的风险。

完美搭档

土豆 + 醋

土豆具有和胃调中、益气健脾等功效；醋可以促进唾液和胃液的分泌，帮助消化。二者搭配可开胃助消化，改善消化不良等。

养生营养 切好的土豆不宜放在水中浸泡太久，否则会使其含有的维生素 C 和钾大量流失。

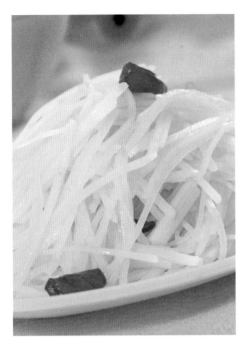

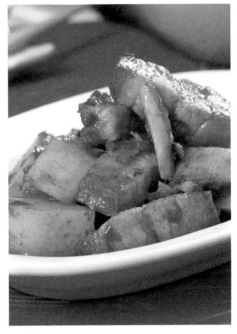

醋熘土豆丝

材料 土豆 500 克。

调料 醋 15 克，盐 2 克，葱段 10 克，花椒、干红辣椒各少许。

做法

1 土豆洗净去皮，切细丝，放入凉水中浸泡 10 分钟，沥干水分。

2 锅内放油烧热，放入花椒炸至表面开始变黑，捞出，放入干红辣椒，随后立即将沥干水的土豆丝倒进去，翻炒几下，放入醋，将熟时加入葱段、盐，炒匀即可。

土豆烧肉

材料 土豆 300 克，五花肉 200 克。

调料 豆瓣酱、葱段、姜丝各 5 克，盐 2 克，料酒 10 克，香油 4 克，大料少许。

做法

1 五花肉洗净，切块；土豆洗净，去皮，切块待用。

2 炒锅上火，倒油烧至四成热，放入葱段、姜丝、大料、五花肉块煸炒至肉变色，加入料酒、豆瓣酱炒出香味。

3 加适量清水，转中火烧 30 分钟，最后加入土豆块，小火烧至土豆变软，调入盐、香油即可。

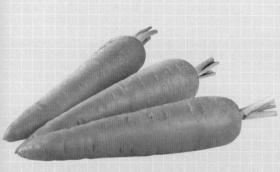

胡萝卜

促进肾上腺素合成，调节血压

（推荐用量）
每日宜吃 60 克
（降血压关键营养成分）
槲皮素山奈酚琥珀酸钾盐

对高血压和并发症的功效

1 促进肾上腺素合成，调节血压。胡萝卜中含有槲皮素、山奈酚等物质，能促进肾上腺素合成，具有调节血压的作用；其所含琥珀酸钾盐是调理血压的有效成分。

2 调理慢性心血管并发症。胡萝卜中含有的 β-胡萝卜素，可以保护胰岛细胞免受自由基的侵害，还能保护心血管，调理慢性心血管并发症。

完美搭档

胡萝卜＋肉   胡萝卜中的胡萝卜素是脂溶性物质，应用油炒熟或和肉类一起炖煮，以利吸收。

 养生营养   饮酒时不宜吃胡萝卜，因为胡萝卜素与酒精一同进入人体后，会在肝脏中产生毒素，损害肝细胞，有可能引发肝病。

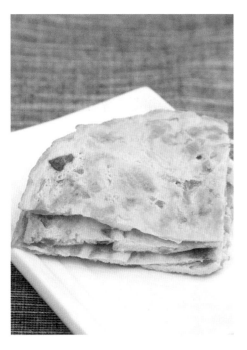
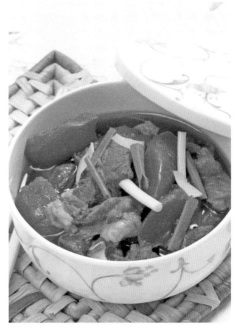

苦瓜胡萝卜煎蛋

材料 胡萝卜 50 克，苦瓜 60 克，鸡蛋 2 个。

调料 盐 2 克，葱花 5 克。

做法

1 苦瓜对半剖开，去瓤，洗净切成小丁；胡萝卜切小丁；鸡蛋打散，放入苦瓜丁、胡萝卜丁、葱花、盐拌匀。

2 锅中放少许油，转动锅，使油平铺锅面，倒入蛋液，转动平底锅，使蛋液均匀铺到锅上；小火加热，表面凝固后翻面，再煎 1 分钟即可。

胡萝卜烧牛腩

材料 胡萝卜 250 克，牛腩 150 克。

调料 葱段、姜片各 10 克，大料 2 粒，盐 4 克，水淀粉 15 克，料酒 10 克，香油 5 克。

做法

1 胡萝卜洗净，切滚刀块；牛腩洗净，切块，入沸水中焯去血水，捞出备用。

2 锅置火上，倒植物油烧热，放入姜片、葱段、大料、牛腩块、料酒炒香，加适量水炖 40 分钟，加胡萝卜块中小火烧 30 分钟，待牛腩烂熟时加盐，用水淀粉勾薄芡，淋上香油即可。

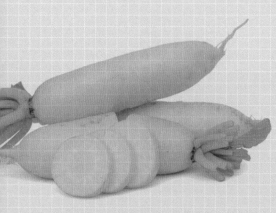

白萝卜

通过调节免疫功能调理血压

推荐用量
每日宜吃 50~100 克
降血压关键营养成分
维生素 C　锌

对高血压和并发症的功效

1 抑制有毒有害元素升高血压。白萝卜中的维生素 C 和锌元素有抑制有毒有害元素升高血压的作用，还能通过调节免疫功能来调节血压。

2 预防动脉粥样硬化。白萝卜含有的维生素 B_1、维生素 B_2、维生素 C 及钙、磷、铁，对预防动脉粥样硬化等高血压并发症较为有益。

完美搭档

白萝卜 + 羊肉

两者搭配可以做到动物蛋白质和植物蛋白质互补，充分补充人体所需的蛋白质。

养生营养　生萝卜有刺激性，其辛辣味会刺激胃黏膜，所以有慢性胃炎者慎吃生萝卜。

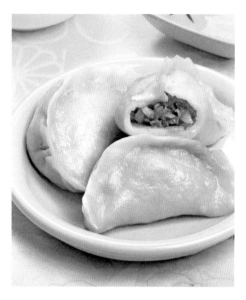

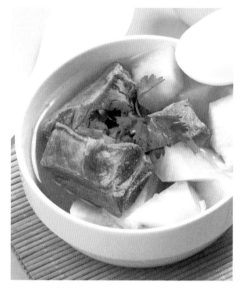

白萝卜羊肉蒸饺

材料 面粉 350 克，羊肉 200 克，白萝卜 100 克。

调料 葱末 5 克，酱油、花椒水各 5 克，盐 2 克，胡椒粉、香油各少许。

做法

1 面粉放入容器中，加温水搅拌均匀，揉成光滑的面团，醒发 30 分钟；白萝卜洗净，擦成丝，切碎。

2 羊肉洗净，剁成末，加酱油、花椒水、盐、胡椒粉，朝一个方向搅打上劲，放入白萝卜碎、葱末、香油拌匀，制成饺子馅。

3 醒发好的面团搓条，揪成大小均匀的面剂子，擀成饺子皮，包入饺子馅，做成蒸饺生坯，送入烧沸的蒸锅用大火蒸熟即可。

萝卜排骨煲

材料 白萝卜 200 克，排骨 250 克。

调料 葱花 5 克，料酒 10 克，盐 2 克，胡椒粉、香菜末各少许。

做法

1 白萝卜洗净，去皮切块；排骨洗净，切段；两者分别放入沸水中焯透，沥干水。

2 煲内放入排骨，加适量清水，大火煮沸后，转小火继续焖煮 45 分钟，加入萝卜块再煮约 30 分钟，加盐、料酒、胡椒粉调味，撒上葱花和香菜末即可。

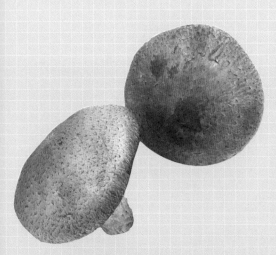

香菇
预防血管硬化，调理血压

(推荐用量)
每日宜吃 50~80 克

(降血压关键营养成分)
香菇嘌呤

对高血压和并发症的功效

1 促进胆固醇的分解和排泄，改善动脉硬化。香菇中含有的香菇嘌呤等核酸物质能促进胆固醇的分解和排泄，改善动脉硬化并调理血压。

2 对高血压患者防治并发心血管疾病有益。香菇可降低血胆固醇，防止动脉硬化，是高血压患者预防并发心血管疾病的理想食物。

完美搭档

香菇 + 芹菜

芹菜富含膳食纤维和维生素，但缺乏蛋白质，而香菇蛋白质的含量较高，两者搭配食用，营养更全面。

养生营养　香菇中含有丰富的嘌呤，会增加血液中的尿酸，痛风病人不宜食用。

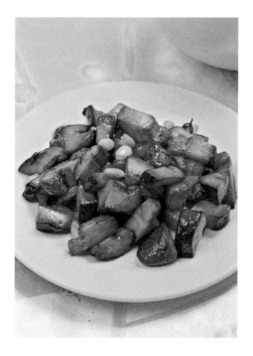
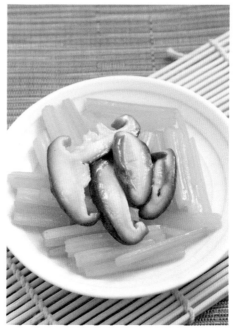

松仁香菇

材料 鲜香菇 300 克，松仁 20 克。

调料 甜面酱 5 克，盐 2 克，香油 5 克。

做法

1 香菇浸泡，洗净，挤去水分，去蒂，切块待用。

2 锅置火上，倒油烧至五成热，放入香菇块过油，捞出沥油；锅留底油，放入松仁用小火煎黄，捞出沥油。

3 锅留底油，倒入甜面酱煸炒片刻，放入香菇块翻炒均匀，加适量清水改中火烧沸，放入松仁炒匀，收干汤汁，加盐调味，淋入香油即可。

香菇西芹

材料 西芹 200 克、鲜香菇 100 克。

调料 葱花、蒜末、盐、植物油各适量。

做法

1 西芹洗净，焯透，切段；鲜香菇去蒂，洗净，入沸水中焯透，切片。

2 锅内倒油烧热，炒香葱花，倒芹菜段和香菇翻炒，加盐、蒜末即可。

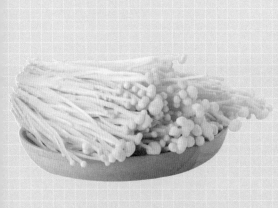

金针菇

保护血管，降低胆固醇

（推荐用量）
每日宜吃 20～30 克（鲜品）

（降血压关键营养成分）
钾

对高血压和并发症的功效

1 可保护血管，防止动脉壁受损。服用利尿药物的高血压患者，由于排尿量增多，会使钾的流失量增大，经常食用高钾低钠的金针菇可保护血管，防止动脉壁受损，降低高血压患者发生脑卒中的概率。

2 降低胆固醇。金针菇中含有一种叫朴菇素的物质，能增强机体对癌细胞的抗御能力，常食金针菇还能降胆固醇，可有效预防肝脏疾病和胃肠道溃疡，增强机体免疫力。

完美搭档

金针菇 + 鸡肉

金针菇适合和鸡肉搭配食用，能够促进机体对蛋白质的吸收和脂肪的消化，减轻胃肠负担，防治胃肠疾病。

养生营养 金针菇不宜生吃，宜焯水后食用，因为新鲜金针菇中含秋水仙碱，用沸水焯烫可将其破坏。

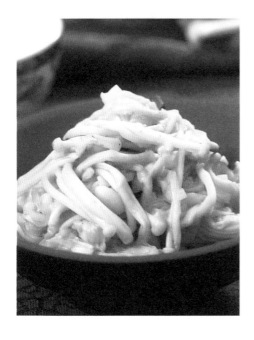

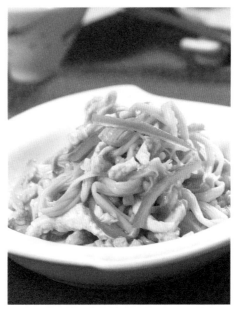

清炒金针菇

材料 金针菇 400 克，鸡蛋清 2 个，花
生碎少许。

调料 蒜末、姜丝、葱末、香油各 5 克，
淀粉 10 克，盐 2 克，面粉 50 克，
花椒少许。

做法

1 鸡蛋清加入淀粉、面粉及适量清水
调成面糊；金针菇去根，洗净，焯
烫，捞出沥干待用。

2 锅内倒植物油烧热，将金针菇挂蛋
糊，然后下锅炒熟，捞出待用。

3 锅留底油烧热，放入花椒、姜丝、
蒜末煸香，然后倒入炒好的金针菇
翻炒均匀，调入盐、香油调味，撒
上花生碎及葱末即可。

金针菇鸡丝

材料 鸡胸肉 250 克，金针菇 50 克，
青柿子椒 20 克。

调料 葱丝、姜末各 5 克，料酒 10 克，
淀粉 15 克，盐 2 克，香油少许。

做法

1 鸡胸肉洗净，切丝，放入碗中，加
入料酒、姜末、淀粉抓匀，腌 10
分钟；金针菇洗净，切除根部备
用；青柿子椒洗净，切丝。

2 锅内倒植物油烧热，放入鸡丝、金
针菇炒熟，放入葱丝及青柿子椒丝
炒熟，加盐调匀，淋上香油即可。

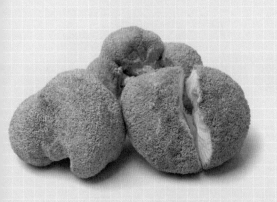

猴头菇

高血压患者降压的理想食品

（推荐用量）
每日宜吃 50 克（水发）

（降血压关键营养成分）
不饱和脂肪酸

对高血压和并发症的功效

1 降低胆固醇。猴头菇所含的不饱和脂肪酸有利于血液循环，能降低血液中的胆固醇含量，是高血压、心血管疾病患者的理想食品。

2 提高免疫力。猴头菇营养非常丰富，其所含的不饱和脂肪酸，有利于血液循环，还可以提高机体免疫功能，延缓衰老。

完美搭档

猴头菇 + 鸡肉

猴头菇可增强身体免疫力，鸡肉蛋白质含量较高，且易被人体吸收和利用，两者搭配，可滋补强身。

养生营养 猴头菇中嘌呤含量较高，会增加血液中的尿酸，加重嘌呤代谢紊乱，因此痛风患者要少食。

猴头菇炖柴鸡

材料 鲜猴头菇100克，柴鸡500克。

调料 葱花5克，盐3克，花椒粉适量。

做法

1 宰杀、收拾好的柴鸡洗净，斩成小块；猴头菇洗净，切块。

2 炒锅倒入植物油烧至七成热，下葱花、花椒粉炒出香味，放入柴鸡翻炒变白，加猴头菇和适量水炖熟，最后加入盐调味即可。

专家
指导

高血压患者能吃肥肉吗？

　　肥肉含有大量的胆固醇，因而许多人将肥肉视为诱发高血压、冠心病、血脂异常、动脉硬化的祸首，把它当作禁品。其实，肥肉不仅能提供促进生长发育的营养素，而且还含有一种 α 脂蛋白，不但不会使血管硬化，相反还可以预防血管疾病和高血压病。只要烹调得法，少吃些肥肉对人体是有益的。肥肉经长时间和小火炖煮，饱和脂肪酸可以减少50%，每100克肥肉胆固醇含量可由220毫克降至102毫克。

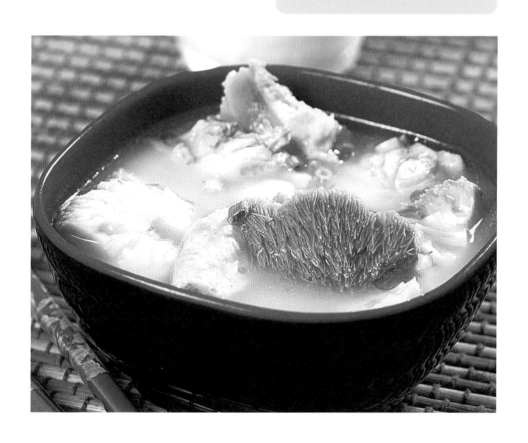

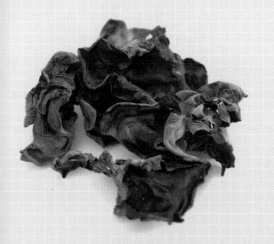

木耳

防止动脉硬化和血栓形成

(推荐用量)

每日宜吃 50~70 克（水发）

(降血压关键营养成分)

多糖

对高血压和并发症的功效

1 减少血液对血管壁的压力。黑木耳中的多糖能抑制胆固醇在血管壁上的沉积，防止动脉硬化和血栓形成，减轻血液对血管壁的压力，从而起到调理血压的作用。

2 减少脂肪吸收。黑木耳中含特殊的植物胶质，能促进胃肠蠕动，促使肠道脂肪食物的排泄，减少食物脂肪的吸收，从而具有减肥作用。

完美搭档

| 木耳 + 鸡蛋 | 鸡蛋富含蛋白质，木耳含有膳食纤维和铁，二者搭配食用，营养素能更好地被吸收利用。 |

养生营养 泡发黑木耳时应使用温水，也可用烧开的米汤泡发，这样可使木耳更加肥大松软，味道鲜美。

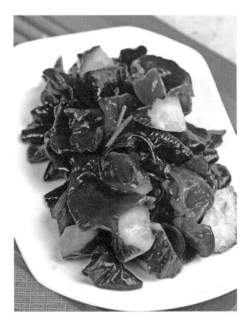 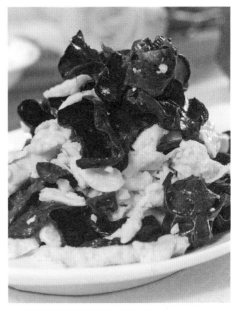

爽口木耳

材料　水发木耳100克，黄瓜100克。

调料　盐2克，蒜汁、葱丝各5克，香油8克，醋10克。

做法

1　水发木耳去蒂，洗净，撕小片备用；黄瓜洗净，切块。

2　锅内放水煮沸，放入洗好的木耳焯烫一下，捞出，冲凉，沥水。

3　将木耳片、黄瓜块放入容器中，加入盐、香油、蒜汁、葱丝、醋拌匀即可。

> **烹饪智慧**　用少许醋或面粉轻轻搓洗水发木耳，能很快除去木耳表面的脏物。

鸡蛋木耳炒肉

材料　猪肉丝150克，鸡蛋2个，水发木耳100克。

调料　葱末、姜末各5克，盐2克，料酒10克。

做法

1　鸡蛋洗净，磕入碗内，打散，加少许盐搅拌；水发木耳去蒂，洗净，撕开；猪肉丝洗净，加料酒、剩余的盐抓匀，腌渍15分钟。

2　炒锅内倒油烧热，倒入鸡蛋液炒熟，盛出。

3　锅内倒油烧热，下葱末、姜末爆香，放入猪肉丝煸炒至断生，加入料酒略炒，再放入鸡蛋、木耳翻炒均匀即可。

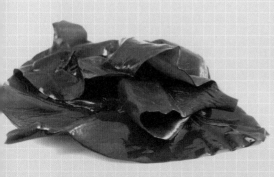

海带

防止血液黏性增大而引起血压上升

(推荐用量)

每日宜吃 150～200 克（水发）

(降血压关键营养成分)

岩藻多糖　钾　甘露醇

对高血压和并发症的功效

1 可防止血栓和因血液黏性增大而引起的血压上升。海带中所含岩藻多糖能阻止红细胞凝结反应，可防止血栓和因血液黏性增大而引起的血压上升，还含能扩张外周血管的钾和有利尿、降压作用的甘露醇，对高血压患者十分有益。

2 对高血压并发冠心病、血脂异常的患者有益。海带中的多糖类物质能降低血液中胆固醇和甘油三酯含量，对高血压并发冠心病、血脂异常的患者很有益处。

完美搭档

> 海带 + 圆白菜

海带适合搭配含维生素 C 丰富的圆白菜、青椒等新鲜蔬菜一起食用，能促进人体对铁元素的吸收和利用。

养生营养　干海带可能含有毒金属——砷，因此，烹制前应先用清水漂洗，然后浸泡 6 小时以上（不可过长），并要勤换水。

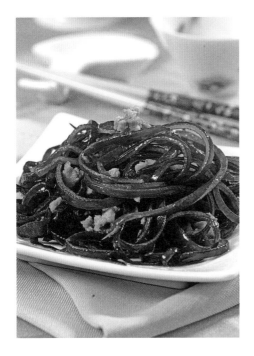

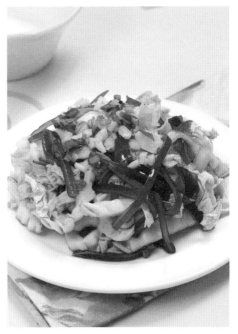

肉末海带

材料 水发海带 150 克，猪肉 100 克。

调料 葱末、姜丝各 5 克，甜面酱 5 克，盐 2 克，料酒 10 克，清汤 200 克，花椒少许。

做法

1 猪肉洗净，剁成肉末；水发海带洗净，切丝，待用。

2 炒锅加适量清水，放入海带，加葱末、姜丝、料酒、花椒，盖严锅盖，小火将海带煮至熟烂，捞出待用。

3 另起锅置火上，倒油烧至四成热，下入葱末、姜丝、猪肉末略炒，调入甜面酱、海带丝、盐、料酒、清汤炒匀炒熟即可。

白菜心拌海带

材料 水发海带、白菜心各 150 克。

调料 香菜碎、蒜末、酱油、醋、白糖、香油各适量，盐 1 克。

做法

1 水发海带洗净，切丝，入沸水中煮 10 分钟，捞出，凉凉，沥干水分；白菜心洗净，切丝。

2 取盘，放入白菜丝和海带丝，用香菜碎、蒜末、盐、酱油、醋、白糖和香油调味即可。

> **烹饪智慧** 水发海带不宜浸泡过久，浸泡时间不要超过 5 分钟，在烹调前用水冲洗干净即可。

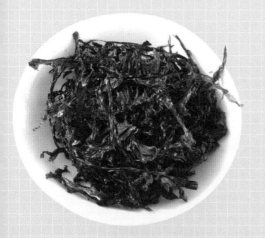

紫菜

改善血管狭窄的情况

推荐用量

每日宜吃 5~15 克（水发）

降血压关键营养成分

藻朊酸钠　锗

对高血压和并发症的功效

1 促进镉等有害物质排出，改善血管狭窄。紫菜中含有的藻朊酸钠和锗，可促进镉等有害物质的排出，而且能改善血管狭窄的情况，改善血管的机能，有助于高血压的预防。

2 提高免疫力，防止骨质疏松。紫菜所含的多糖可以明显增强细胞免疫和体液免疫功能，促进淋巴细胞转化，提高机体的免疫力；紫菜中丰富的钙可以防止骨质疏松。

完美搭档

紫菜 + 豆腐

豆腐中的皂苷会造成机体碘的缺乏，而紫菜含碘多，二者同食，可使体内碘元素处于平衡状态。

养生营养

紫菜性凉，不宜多食，消化功能不好、脾虚者少食，否则可能会导致腹泻。

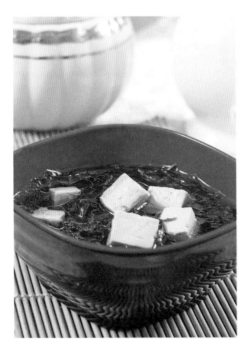
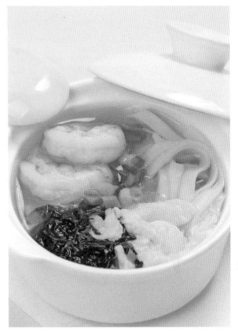

紫菜豆腐汤

材料 免洗紫菜5克，豆腐200克。

调料 酱油5克，香油4克，胡椒粉少许。

做法

1 将紫菜撕碎；豆腐洗净，切块。

2 砂锅中加适量水，煮沸放入豆腐块，待煮沸后放入紫菜再次煮沸，再放入酱油、胡椒粉拌匀，淋入香油即可。

虾仁紫菜汤面

材料 虾仁20克，鸡蛋1个，干紫菜10克，挂面100克。

调料 盐2克，葱花5克。

做法

1 虾仁洗净，去虾线；紫菜撕碎，泡发；将鸡蛋打入碗内调匀。

2 锅置火上，放油烧热，放入葱花煸出香味，向锅内倒入适量开水，将挂面下入锅中煮熟，放入虾仁，加盐，浇上鸡蛋液，蛋花浮起时，倒入装有紫菜的汤碗中即可。

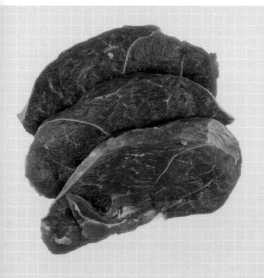

牛瘦肉

防止镉增高而诱发的高血压

推荐用量

每日宜吃 80 克

降血压关键营养成分

优质蛋白质　锌

对高血压和并发症的功效

1 有利于防止镉增高而诱发的高血压。牛瘦肉含丰富的优质蛋白质，适量摄入有利于降低高血压的发病率。牛瘦肉还富含锌元素，研究表明，饮食中增加锌的含量，能防止镉增高而诱发的高血压。

2 提高胰岛素合成代谢的效率。牛肉中的锌与谷氨酸盐和维生素 B_6 共同作用，能增强免疫系统功能；牛肉中的镁能促进蛋白质的合成、增强肌肉力量，更重要的是可提高胰岛素合成代谢的效率。

完美搭档

牛瘦肉 + 土豆

牛瘦肉富含蛋白质的优势，可以弥补土豆蛋白质含量的不足，两者合理搭配，大大地提高了营养价值。

 牛肉中含有易被人体吸收的铁，能有效预防缺铁性贫血。

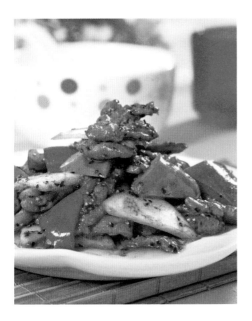

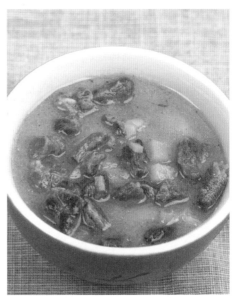

黑椒牛柳

材料 牛里脊肉200克，洋葱、青柿子椒、红柿子椒各1个。

调料 植物油适量，黑胡椒粉6克，盐2克，蚝油、料酒各5克，淀粉15克。

做法

1 将牛肉洗净，用刀背拍松，切成小厚片，加料酒、植物油和淀粉拌匀腌30分钟；洋葱去老皮，洗净后切片；青柿子椒、红柿子椒去蒂、去子，洗净切片。

2 锅烧热后倒入植物油，放入牛肉片翻炒到变色，放黑胡椒粉、蚝油继续翻炒均匀，再放入洋葱片、青柿子椒片和红柿子椒片，翻炒至牛肉熟透，蔬菜断生，加盐调味即可。

土豆牛肉汤

材料 土豆150克，牛腿肉100克。

调料 葱花、姜末、盐各适量。

做法

1 土豆洗净，去皮，切块；牛腿肉去净筋膜，洗净，切块，放入沸水中焯去血水。

2 锅置火上，倒入适量植物油，待油温烧至七成热，下葱花和姜末炒香，放入牛肉块煸熟。

3 倒入土豆块翻炒均匀，淋入适量清水煮至土豆块熟透，用盐调味即可。

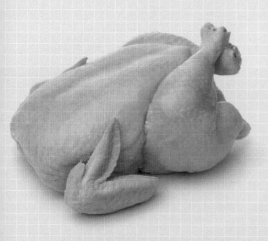

鸡肉

减少血管紧张素 II 的生成

推荐用量
每日宜吃 80～100 克

降血压关键营养成分
DHA   EPA

对高血压和并发症的功效

1 使血管舒张，血容量减少，血压下降。鸡肉中含有 DHA（二十二碳六烯酸）、EPA（二十碳五烯酸）和维生素，对于抑制和改善高血压症状有很好的作用。

2 降低"坏胆固醇"。鸡肉含有较多的油酸和亚麻酸，能够降低对人体健康不利的低密度脂蛋白胆固醇（"坏胆固醇"）。

完美搭档

鸡肉 + 豌豆

豌豆中 B 族维生素的含量较高，与鸡肉搭配，有利于人体对鸡肉中蛋白质的吸收。

养生营养 为了避免摄入过多脂肪，建议煲汤前先去鸡皮，喝汤前先将汤面上的油撇去；因鸡汤中含较多嘌呤，痛风患者不建议多喝鸡汤。

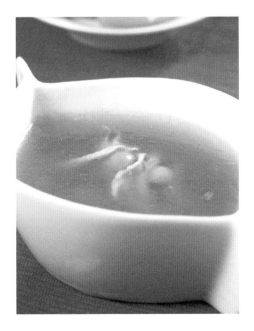

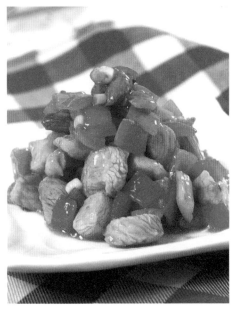

鸡丝豌豆汤

材料　鸡胸肉200克，豌豆粒50克。

调料　盐2克，香油少许。

做法

1 鸡胸肉洗净，入蒸锅蒸熟，取出来撕成丝，放入汤碗中。

2 豌豆粒洗净，入沸水锅中焯熟，捞出，沥干水分，放入汤碗里。

3 锅置火上，倒入水煮开，加盐调味，浇在已放好的鸡丝和豌豆的汤碗中，淋上香油即可。

宫保鸡丁

材料　鸡胸肉300克，炸花生米80克，葱丁、青柿子椒、红柿子椒各25克。

调料　蒜片、姜片各5克，盐2克，酱油、料酒、白糖、醋、水淀粉各适量，花椒粒少许。

做法

1 鸡胸肉洗净，切丁，用盐、料酒、水淀粉拌匀，腌渍；青柿子椒、红柿子椒洗净，切小片；白糖、醋、酱油、水淀粉调成味汁待用。

2 炒锅置火上，倒油烧至六成热，放入花椒粒、鸡丁炒匀，加入姜片、蒜片、葱丁、青柿子椒片、红柿子椒片及调味汁翻炒，起锅时倒入炸花生米拌匀即可。

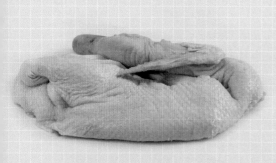

鸭肉
缓解血压升高引起的头晕目眩

(推荐用量)
每日宜吃 60~80 克
(降血压关键营养成分)
钾

对高血压和并发症的功效

1 有效对抗钠的升压作用，维持血压的稳定。鸭肉中的钾能有效对抗钠的升压作用，维持血压的稳定。另外，中医认为，鸭肉有清热润燥的功效，能缓解血压升高引起的头晕目眩等症状。

2 防治心血管并发症。鸭肉的脂肪含量低，且多为不饱和脂肪酸，常食可防治心血管并发症。此外，鸭肉所含的烟酸有保护心脏的作用。

完美搭档

鸭肉 + 山药

中医认为鸭肉有补阴效果，山药的补阴效果更强，两者搭配食用，不仅可以消除油腻，还能很好地滋阴补肺。

养生营养 鸭肛门上方的肥肉块是淋巴最集中的地方，储存了很多细菌、病毒和致癌物，不可食用。

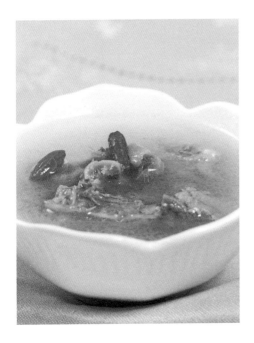

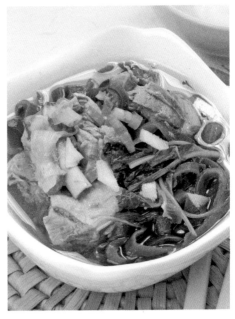

姜母老鸭煲

材料 老鸭 1 只，老姜 200 克，枸杞子 15 克。

调料 盐 2 克，清汤 1000 克，当归、熟地各 6 克，肉桂少许。

做法

1 将老鸭洗净，斩成大块，沥干水分；老姜刷洗干净，用刀背拍松；枸杞子、肉桂、当归、熟地洗净待用。

2 干锅烧热，放入鸭块翻炒，将鸭油炒出后，盛出，将油控干净。

3 锅内倒入清汤，放枸杞子、肉桂、当归、熟地、鸭块、老姜，大火煮沸，转小火慢煲 2 小时，加盐调味即可。

海带炖鸭汤

材料 鸭腿 250 克，苋菜 100 克，水发海带丝 25 克。

调料 葱花、姜片各 5 克，盐 2 克，胡椒粉少许。

做法

1 鸭腿洗净，剁成块，焯水，入沸水中氽透，捞出；苋菜择洗干净，焯水，切段；水发海带丝洗净，切成 10 厘米左右的段。

2 锅置火上，倒油烧至七成热，放入葱花和姜片，倒入氽好的鸭腿块和海带丝翻炒均匀，加适量水煮至鸭肉熟烂，放入苋菜煮 2 分钟，用盐和胡椒粉调味即可。

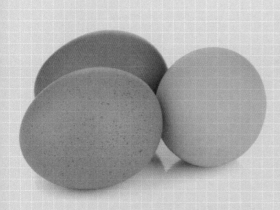

鸡蛋

改善血液循环和血压状态

推荐用量

每日宜吃1个

降血压关键营养成分

优质蛋白　卵磷脂

对高血压和并发症的功效

1 有效改善血液循环和血压状态。熟鸡蛋中的蛋白质可以被胃部和小肠中的酶催化转换，产生具有抑制血管紧张素转换酶活性能力的多肽，使其不能转换为血管紧张素 II，从而改善血液循环和血压状态。

2 阻止胆固醇和脂肪在血管壁的沉积。鸡蛋中含有丰富的卵磷脂，可使胆固醇和脂肪的颗粒变小，并使之保持悬浮状态，从而阻止胆固醇和脂肪在血管壁的沉积，降低血脂。

完美搭档

鸡蛋 + 韭菜　　韭菜和鸡蛋同食可补气、益肾、止痛，对肾虚、胃痛都有一定的食疗功效。

 养生营养　鸡蛋不宜生吃，因为生鸡蛋中的抗生物素蛋白和抗胰蛋白酶会妨碍人体对营养素的分解和吸收。

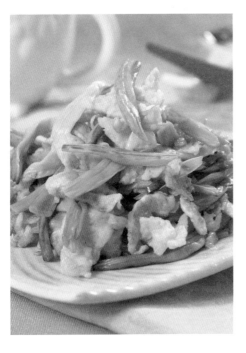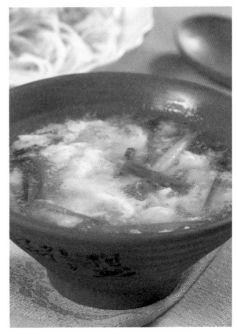

鸡蛋炒黄花菜

材料　鸡蛋3个，干黄花菜50克。

调料　料酒、白糖各适量，盐1克。

做法

1　把鸡蛋打入碗中，加料酒、少许盐，搅匀。

2　黄花菜洗干净，提前泡半小时，切成段，放入开水中焯一下，捞出，控干水分，备用。

3　炒锅上火，加油烧热，倒入鸡蛋液炒熟，放入黄花菜，下白糖、盐炒熟即可。

韭菜鸡蛋汤

材料　韭菜50克，鸡蛋1个，粉丝适量。

调料　盐、香油各适量。

做法

1　将鸡蛋打入碗中，搅散；粉丝冲洗干净，放在水中泡软；将韭菜择洗干净，切段。

2　锅里倒入适量开水，放入粉丝，用大火煮沸，淋入鸡蛋液搅匀，立即将韭菜段倒入汤内，加入盐，淋入香油搅匀即可。

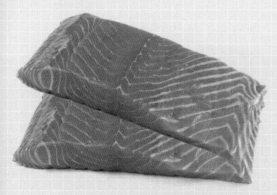

三文鱼

有效调理血压、防止血栓形成

(推荐用量)
每日宜吃60~80克

(降血压关键营养成分)
ω-3 脂肪酸

对高血压和并发症的功效

1 富含 ω-3 脂肪酸，有效调理血压。在鱼类中，三文鱼含有较多的 ω-3 脂肪酸，可有效调理血压、防止血栓形成。高血压患者常吃三文鱼能起到辅助降压的作用。

2 保护胰岛，防止糖尿病的发生。三文鱼中富含的 ω-3 脂肪酸，可改善胰岛素敏感性和减少炎症。

完美搭档

三文鱼 + 绿芥末

生吃三文鱼，一定要配上绿芥末，不仅可以调味，还有杀菌作用。而且三文鱼性寒，搭配辛辣的绿芥末，还能缓解寒凉。

养生营养　三文鱼经解冻之后，细菌容易繁殖，所以最好吃新鲜程度高的三文鱼。如果发现三文鱼的颜色变黯，肉质弹性下降，表面也不清爽，就不能生吃了。

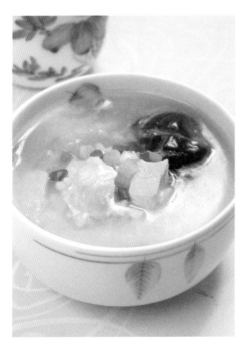
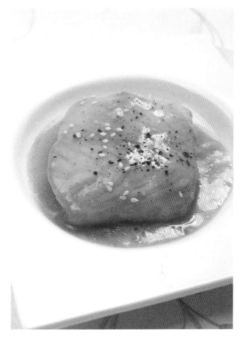

三文鱼香菇粥

材料　蒸米饭 100 克，三文鱼肉 100 克，
　　　　鲜香菇、胡萝卜各 50 克。

调料　葱花、高汤各适量，盐 1 克。

做法

1　香菇去蒂，洗净，并在表面刻花；
　　胡萝卜去皮洗净，切片。

2　所有调料倒入锅中加水煮开，放入
　　三文鱼肉再次煮开。

3　再放入米饭、香菇、胡萝卜一起煮
　　3 分钟左右即可。

柠檬香鱼排

材料　三文鱼肉 200 克，青柠檬汁适量。

调料　黑胡椒粉、姜丝、蜂蜜、淀粉、
　　　　蒜末、生抽、面粉、白芝麻各适
　　　　量，盐 1 克。

做法

1　三文鱼肉撒上适量盐、黑胡椒粉、
　　姜丝腌制半小时。

2　青柠檬汁、蜂蜜、水、淀粉、蒜
　　末、生抽拌匀成味汁；鱼块均匀地
　　拍上面粉和白芝麻的混合物。

3　锅内放油，小火把鱼两面都煎黄；
　　另取锅将调好的味汁用小火煮至黏
　　稠，最后把熬好的味汁浇到鱼排上
　　即可。

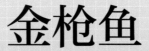

金枪鱼

有效调理血压

推荐用量

每日宜吃 50~100 克

调理血压关键营养成分

金枪鱼肽　钾

对高血压和并发症的功效

1 所含的金枪鱼肽、钾有有效调理血压的作用。从金枪鱼中提取的金枪鱼肽经动物实验证明，具有有效调理血压的功效；金枪鱼还含有钾，能抑制因钠而引起的血压上升。

2 有效预防高脂血症。金枪鱼中的 EPA、蛋白质、牛磺酸均有降低胆固醇的功效，经常食用，能有效减少血液中的"坏胆固醇"，增加"好胆固醇"，从而预防因胆固醇含量高所引起的疾病，如高脂血症。

完美搭档

金枪鱼 + 白兰地酒

烹调金枪鱼，尤其是做生鱼片时，可加入白兰地酒，既能去除鱼腥味，又能带出金枪鱼本身的鲜甜味道。

养生营养 金枪鱼鱼背含有大量的 EPA，前中腹部含丰富的 DHA，是很好的健脑食品，可增强智力，延缓记忆力衰退；金枪鱼含丰富的酪氨酸，能帮助产生大脑的神经递质，使人注意力集中，思维活跃。

生拌金枪鱼

材料 金枪鱼肉、黄瓜各 100
克，白芝麻少许。

调料 葱丝、酱油、香油各
适量。

做法

1 黄瓜洗净，切丝。

2 金枪鱼肉剁成酱，加入葱
丝、酱油和香油，搅拌均
匀；金枪鱼酱盖在黄瓜丝
上，撒上白芝麻，淋上香
油即可。

专家
指导

高血压患者服药期间为什么不能吃葡萄柚？

葡萄柚含有一种生物活性成分——CYP-
3A4，一则能与卡托普利、酒石酸美托洛尔或硝苯
地平缓释片等在肠道内结合，促使药物迅速进入
血液，使血药浓度迅速增高，等于加大了药量；
二则可影响肝脏解毒，干扰药物在体内进行正常
代谢，增强了药物的不良反应。因而，服用上述
几类降压药时，如果同时吃葡萄柚，会发生多种
不良反应，出现血压降低、头晕心慌、倦怠乏力
等症状，甚至诱发心绞痛、心肌梗死或卒中。

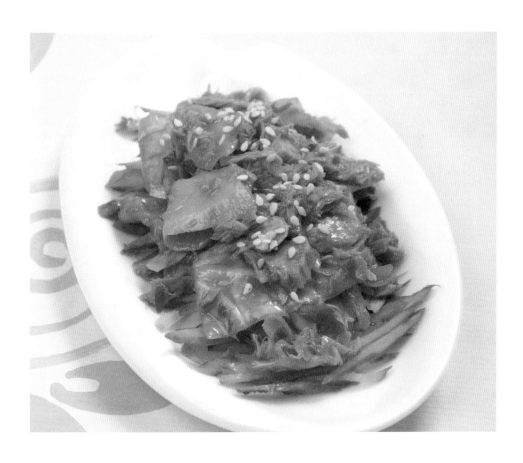

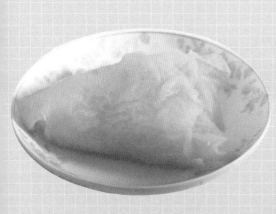

海蜇

有助于血管舒张

推荐用量
每日宜吃 40~50 克（水发）

降血压关键营养成分
海蜇头原液

对高血压和并发症的功效

1 舒张血管，调理血压。海蜇头原液有类似乙酰胆碱的作用，有助于血管平滑肌松弛，促进血管舒张，从而调理血压。

2 降低血液中的胆固醇和甘油三酯。海蜇中的不饱和脂肪酸，能降低血液中的胆固醇和甘油三酯，对预防心血管疾病、改善内分泌都起着关键的作用。

完美搭档

海蜇 + 胡萝卜

中医讲，海蜇头滋阴润肠、清热化痰，在夏日里尤宜进食；胡萝卜健胃消食、养肝明目，二者搭配消痰而不伤正，滋阴而不留邪。

养生营养 好的海蜇皮呈白色或浅黄色，有光泽，呈自然圆形、片大平整、无红衣杂色、肉质厚实均匀且有韧性；无腥臭味；口感松脆适口。

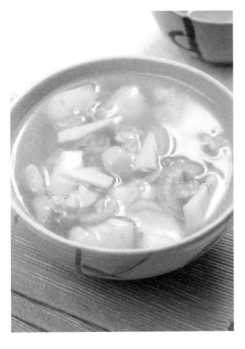
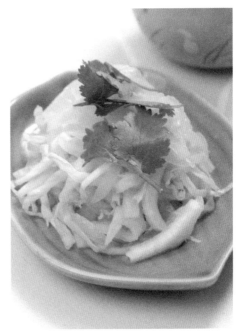

海蜇荸荠猪腱汤

材料　海蜇皮 100 克，荸荠 10 个（约 150 克），猪腱肉 100 克。

调料　姜片适量，盐 1 克。

做法

1　海蜇皮用水浸透洗净，切块；荸荠去皮，用水洗净，切片；猪腱肉用水洗净，切片。

2　锅中加适量水，大火煲至水滚，放入荸荠、猪腱肉、姜片，用中火约煲 1 小时；加入海蜇皮，继续煲约 30 分钟，加入盐调味即可。

白菜拌海蜇皮

材料　海蜇皮 100 克，白菜 200 克。

调料　香菜段、蒜泥、醋、香油各适量，盐 1 克。

做法

1　海蜇皮浸泡半天，放开水中烫熟后再浸泡 2 小时，捞出控净水，切成丝。

2　白菜洗净，顶刀切细丝，放入海蜇丝中，加盐、醋、蒜泥、香油和香菜段拌匀即可。

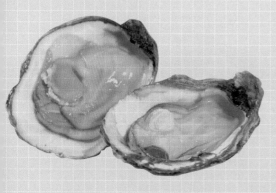

牡蛎

控制和阻断镉所致高血压

推荐用量

每日宜吃 15～30 克

降血压关键营养成分

锌

对高血压和并发症的功效

1 增加含锌量，降低镉的危害。食用牡蛎肉可增加机体的含锌量，改变机体的锌／镉比值，降低并减少镉对人体的危害，可有效地控制和阻断镉所致高血压，有利于缓解其临床症状。

2 防止高血压脑病及脑卒中。牡蛎中的氨基乙磺酸有降低血胆固醇浓度的作用，可防止高血压脑病及脑卒中的发生。

完美搭档

牡蛎 + 小米

牡蛎中缺乏色氨酸、蛋氨酸，搭配蛋氨酸和色氨酸含量较高的小米，能更好地发挥牡蛎的营养作用。

养生营养

牡蛎性寒，脾胃虚寒、遗精早泄、慢性腹泻者不宜多吃。

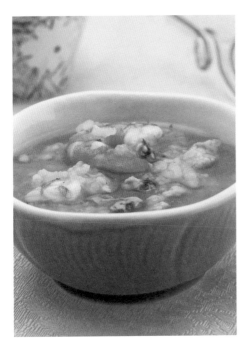

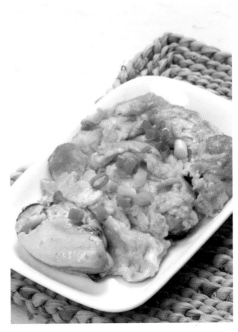

鲜虾牡蛎粥

材料 鲜虾 30 克，牡蛎 200 克，糯米
100 克，五花肉 50 克。

调料 盐 2 克，料酒 10 克，葱白末、
香油各 5 克，胡椒粉少许。

做法

1 将糯米淘洗干净，浸泡 4 小时；鲜
牡蛎取肉漂洗干净剁碎；鲜虾取虾
仁洗净；五花肉切成细丝备用。

2 将糯米放入锅内用清水煮沸，待糯
米粒开花时加入五花肉丝、牡蛎
肉碎、虾仁、料酒、胡椒粉、葱白
末，继续焖煮 10 分钟，加盐，淋
上香油即可。

牡蛎煎蛋

材料 去壳牡蛎 50 克，鸡蛋 1 个。

调料 葱花 5 克，盐 2 克，花椒粉少许。

做法

1 牡蛎洗净；鸡蛋洗净，磕入碗内，
打散，放入牡蛎、花椒粉、盐，搅
拌均匀。

2 锅置火上，倒入适量植物油，待油
温烧至六成热，淋入蛋液煎至两面
呈金黄色，撒上葱花即可。

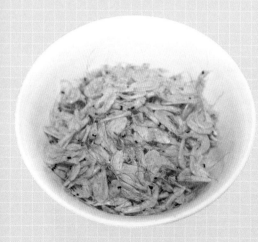

虾皮

调理血压并防止脑血管意外的发生

（推荐用量）
每日宜吃 10 克
（降血压关键营养成分）
钙　镁

对高血压和并发症的功效

1 含钙丰富，使血压保持稳定。现代药理研究证实，血压的高低与钙含量呈负相关，机体缺钙会导致血压升高。因此，适当进补含钙量多的虾皮，可使血压保持稳定，并能防止脑血管意外的发生。

2 保护心脑血管。虾皮中含有丰富的镁元素，镁对心脏活动具有重要的调节作用，能很好地保护心血管系统。

完美搭档

虾皮 + 豆腐 　豆腐蛋白质组成中蛋氨酸含量较低，而虾皮中蛋氨酸含量较高，两者搭配食用，可提高营养价值。

养生营养　中医认为，虾皮为发物，过敏性鼻炎、支气管炎、反复发作过敏性皮炎等过敏性疾病的患者忌食，染有宿疾者不宜食用。

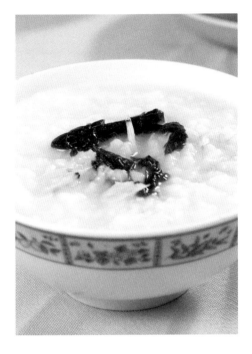

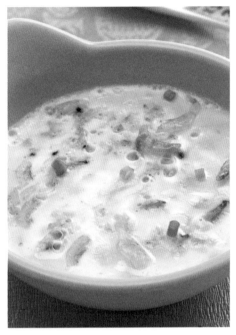

紫菜虾皮粥

材料 燕麦60克，大米50克，鸡蛋1个，
虾皮、紫菜各10克。

做法

1 燕麦洗净；鸡蛋洗净，磕入碗内，
打散；大米洗净，浸泡，待用；紫
菜用清水泡发，待用；虾皮洗净。

2 锅置火上，加适量水煮沸，放入大
米、燕麦大火煮沸，改小火煮25分
钟，倒入蛋液、虾皮、紫菜再煮2分
钟即可。

虾皮鸡蛋羹

材料 虾皮 10 克，鸡蛋 2 个。

调料 香油适量，盐 1 克。

做法

1 先把鸡蛋打在碗里，加入少量凉开
水、盐，并与虾皮拌匀。

2 放入锅中蒸熟，蒸好后淋入少许香
油即可食用。

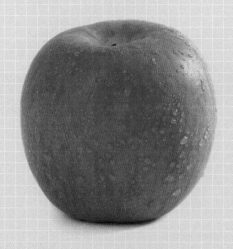

苹果

含有较高的钾，帮助调理血压

推荐用量
每日宜吃1~2个
降血压关键营养成分
钾

对高血压和并发症的功效

1 促进身体排钠，软化血管壁，调理血压。苹果富含的钾可与人体内过剩的钠结合并使其排出体外，高血压患者常吃些苹果可以促进身体排钠，起到软化血管壁、调理血压的作用。

2 对糖尿病有辅助食疗功效。苹果中所含的可溶性膳食纤维可以帮助调节血糖，预防血糖的骤升或骤降。

完美搭档

苹果 + 银耳

苹果性凉味酸甘，可以清肺、利咽、解毒；银耳味甘性平，具有滋阴生津、润肺解毒的功效。同食可润肺止咳。

养生营养 苹果特有的果香味可缓解不良情绪，具有提神醒脑的功效。

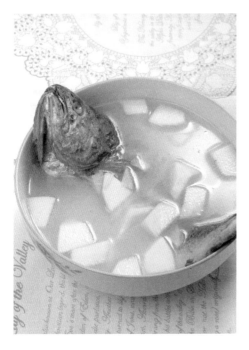
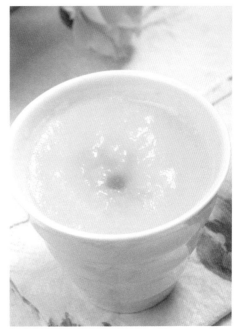

苹果黄鱼汤

材料 大黄鱼1条，苹果2个。

调料 姜片适量，盐2克。

做法

1 黄花鱼去鳞、去鳃，剖腹去内脏洗净，沥干水分；苹果洗净去皮、去核，切块。

2 炒锅放在火上，倒入花生油烧热，放入黄花鱼，煎至鱼身呈金黄色。

3 把余油沥出，加入适量开水，放入姜片、苹果块烧沸，转用小火煮40分钟，加入盐调味即可。

苹果莲藕汁

材料 苹果2个，莲藕100克。

调料 蜂蜜适量。

做法

1 苹果洗净，去皮、去子、切小块；莲藕洗净，切小块。

2 将上述材料放入果汁机中，加入温热饮用水搅打，打好后倒入杯中，加入蜂蜜调匀即可。

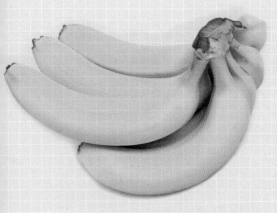

香蕉

对抗钠离子的升压作用

推荐用量
每日宜吃1~2根
降血压关键营养成分
钾

对高血压和并发症的功效

1 抵制钠离子升压及损坏血管。香蕉可提供较多的能调理血压的钾离子，有抵制钠离子升压的作用。

2 减轻贫血症状。香蕉的含铁量较高，且富含胡萝卜素，因此能刺激血液内血红蛋白的产生，有助于减轻贫血症状。

完美搭档

香蕉 + 燕麦

香蕉含有较多的维生素 B_6，可帮助提高人体内的血清素含量；燕麦的谷皮也有助于提高人体内的血清素含量，它可以改善睡眠状况。二者搭配，更有助于提高血清素含量，改善睡眠。

养生营养　香蕉中含有丰富的色氨酸，能给人带来愉快感，心情不好的时候可吃根香蕉来缓解。

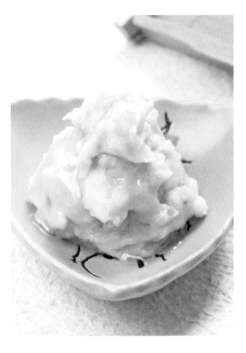
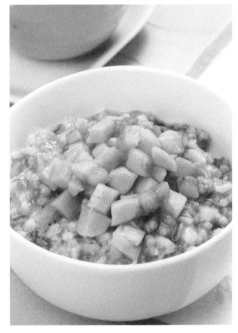

香蕉土豆泥

材料 香蕉 1 根,土豆 1 个。

调料 蜂蜜 10 克。

做法

1 土豆洗净,蒸熟,去皮,捣成泥;香蕉去皮,取肉也碾成泥。

2 取碗,放入土豆泥和香蕉泥搅拌均匀,加蜂蜜搅拌均匀即可。

香蕉燕麦粥

材料 香蕉 1 根,燕麦片 100 克,牛奶 100 克。

做法

1 香蕉去皮,切小丁。

2 锅置火上,倒入适量清水烧开,放入燕麦片,大火烧开后转小火煮至粥稠,凉至温热,淋入牛奶,放上香蕉丁即可。

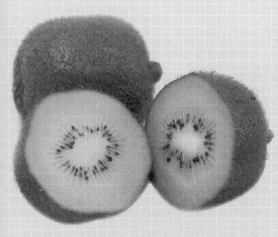

猕猴桃
有效调理血压

(推荐用量)
每日宜吃1~2个

(降血压关键营养成分)
叶黄素　钾

对高血压和并发症的功效

1 所含叶黄素和钾均有调理血压效果。猕猴桃富含抗氧化剂叶黄素，研究证实叶黄素具有调理血压的作用。此外，猕猴桃中的钾对于调理血压也发挥着重要作用；富含的维生素 C 有扩张血管的作用，有助于降压。

2 有益冠心病、动脉硬化。猕猴桃具有降低胆固醇的作用，适合高血压合并冠心病、动脉硬化患者食用。

完美搭档

猕猴桃 + 瘦肉

猕猴桃宜和瘦肉一起食用，因为猕猴桃所富含的维生素 C 能促进瘦肉中铁的吸收。

 养生营养 猕猴桃有清热利水、散瘀活血、抗炎消肿、增强免疫力、稳定情绪、解毒护肝、防癌抗癌、降低胆固醇等作用。

猕猴桃橘子汁

材料 猕猴桃、橘子各 150 克。

调料 蜂蜜适量。

做法

1 猕猴桃去皮，切小块；橘子去皮，切小块。

2 将上述食材放入果汁机，加入适量饮用水搅打均匀，然后调入蜂蜜即可。

专家
指导

高血压患者怎么吃零食？

高血压患者吃零食应讲究适时和适量，吃零食时间安排在两正餐中间，特别是两正餐相隔时间超过 6 小时以上，更应增加一次零食。应选择富有营养，但热量、脂肪含量不太高的食物，可以在两餐之间吃一些含钾高的水果，如橙子、苹果、香蕉、哈密瓜等，或者红薯、煮土豆等零食，也可以是 1 个鸡蛋加 1 小碗稀饭，或者 1 小碗肉丝面等。偶尔也可适量选择坚果类，如花生、瓜子、开心果、榛子、核桃等。

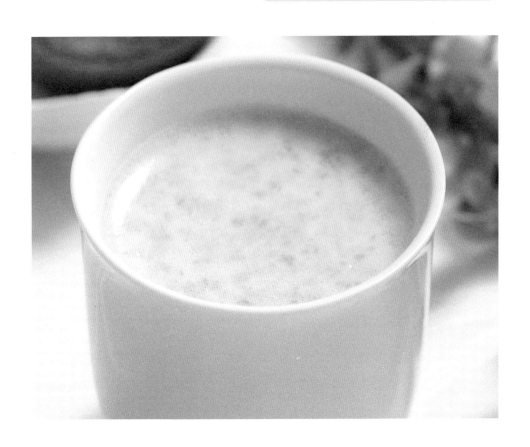

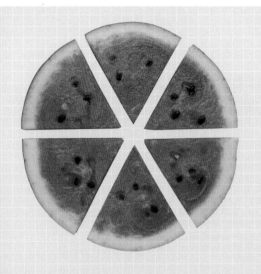

西瓜

调理血压和预防高血压前期

(推荐用量)
每日宜吃 150～200 克

(降血压关键营养成分)
钾

对高血压和并发症的功效

1 利尿,辅助降压。西瓜能利尿,具有辅助降压的作用。常吃西瓜可调理血压和预防高血压前期。

2 有助于消除肾脏炎症。西瓜具有利尿作用,有助于消除肾脏炎症,还有助于清除体内的代谢废物。

完美搭档

西瓜 + 绿豆

西瓜宜与绿豆搭配食用,因为西瓜和绿豆均具有清热解暑、生津止渴的作用,夏季食用解暑的效果更好。

 养生营养

西瓜皮,也叫西瓜翠衣,中医认为用来凉拌或者煎汤喝都可以起到很好的调理血压作用。

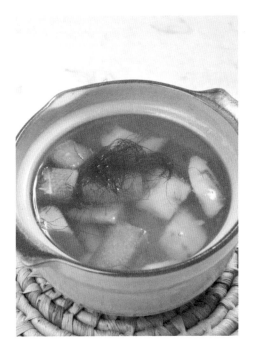

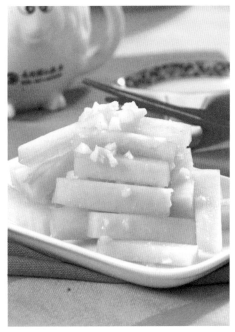

玉米须西瓜香蕉汤

材料 西瓜 300 克，香蕉 1 根，玉米须
少许。

调料 冰糖适量。

做法

1 将玉米须洗净；香蕉去皮切块；西
瓜取瓤去子切块。

2 将玉米须、西瓜皮和香蕉块一同放
入砂锅里，加适量水煎 10 分钟即可。

凉拌西瓜皮

材料 西瓜 1/4 个。

调料 蒜泥、香菜段、醋、香油、白糖
各适量，盐 2 克。

做法

1 西瓜留一点瓤，用刀片去绿色的硬
皮部分，将切下来的西瓜皮洗净，切
成长条，用盐腌一会儿，滗去水分。

2 将香菜段、蒜泥放入小碗中，加适
量白开水，调入盐、醋、白糖和香油。

3 将西瓜皮倒入大碗中，浇上调好的
汁，搅拌均匀后放置 5 分钟即可食用。

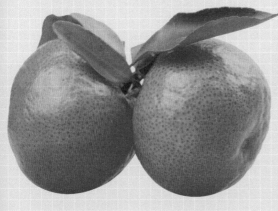

橘子
富含维生素C、钾等降压营养素

对高血压和并发症的功效

1 富含维生素C和钾，有助于降压。橘子中富含维生素C和钾等多种降压营养素，经常吃些橘子或常喝纯橘子汁能起到调理血压的作用。

2 有助于延缓高血压患者发生动脉硬化。食用橘子可以延缓胆固醇在血管中的沉积，有助于延缓动脉硬化的发生。

完美搭档

橘子 + 玉米

橘子中富含维生素C，但极易被氧化；玉米中所含的维生素E有较强的抗氧化作用，二者同食，有利于人体对维生素的吸收。

养生营养 食用橘子时不宜撕去橘络，因为橘络能使血管保持正常的弹性和密度，减少血管壁的脆性。

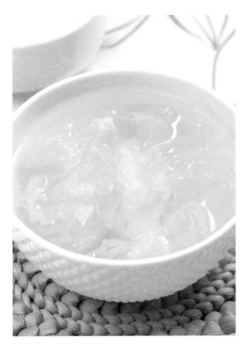

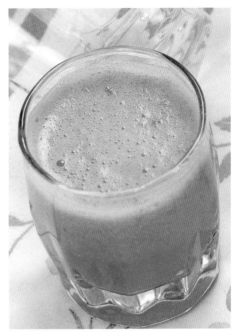

橘瓣银耳羹

材料 橘子 100 克，银耳 15 克。

调料 冰糖 10 克，水淀粉少许。

做法

1 银耳用清水泡发，择洗干净，撕成小朵；橘子洗净，去皮，分瓣。

2 锅置火上，放入银耳和适量清水，大火烧开后转小火煮至汤汁略稠，加橘子瓣和冰糖煮至冰糖化开，用水淀粉勾薄芡即可。

番茄橘子汁

材料 橘子 150 克，番茄 300 克。

做法

1 橘子洗净，去皮，分瓣，除子，切块；番茄洗净，去蒂，切块。

2 将橘子瓣和番茄块分别放入榨汁机中榨汁，然后将榨好的橘子汁和番茄汁倒入大杯中，混合均匀即可。

> 烹饪智慧 用水淀粉勾的芡要薄一些，这样入口更滑爽，勾得太厚，会黏糊糊的。

> 烹饪智慧 这道果汁宜现榨现喝，放置时间长会损失营养。

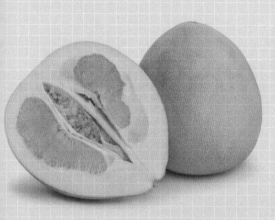

柚子
高血压患者的最佳食疗水果

推荐用量
每日宜吃 50 克

降血压关键营养成分
钾

对高血压和并发症的功效

1 富含钾，有益于降压。柚子中含有丰富的钾，可以帮助人体将多余的钠排出体外，从而调理血压。此外，柚子含有的维生素 C，具有扩张血管的作用，有利于稳定血压。

2 降低血液的黏滞度。柚子含有生理活性物质橙皮苷，可降低血液的黏滞度，减少血栓的形成，对心脑血管疾病有较好的预防作用。

完美搭档

柚子 + 蜂蜜　　柚子和蜂蜜搭配在一起食用，增强免疫力的功效更好，而且还能排毒、去火、美容养颜。

 养生营养　柚子含钾较高，血钾高的肾病患者在吃柚子时应小心，不要吃太多，必要时可咨询医生。

柚子蜂蜜茶

材料 柚子1个，蜂蜜50克。

调料 冰糖10克，盐适量。

做法

1 将柚子在65℃的热水中浸泡5分钟左右，洗净擦干。

2 用刀将最外面那层黄绿色的皮薄薄的刮下来，切成细丝，放点盐腌一下。

3 将柚子的果肉剥出，去除核及薄皮，用勺子捣碎。

4 将柚子皮、果肉和冰糖放入锅中，加一碗水同煮开，转为小火，不停搅拌，熬至黏稠、柚皮金黄透亮即可。

5 待黏稠的柚子汤汁冷却，放入蜂蜜搅拌均匀，装入准备好的空瓶中，放冰箱冷藏1周左右，饮用时取适量用温水冲调即可。

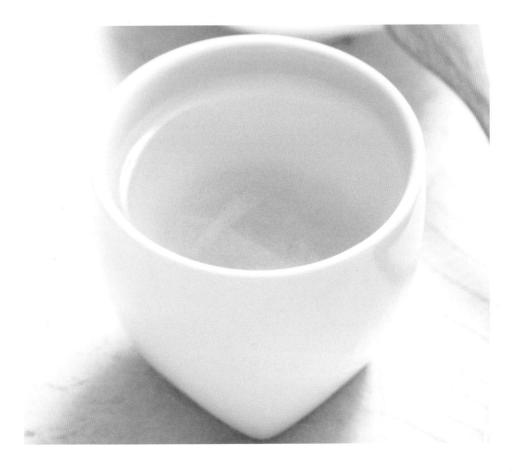

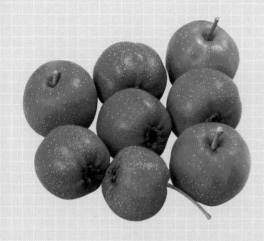

山楂
利尿、扩张血管，辅助降血压

(推荐用量)
每日宜吃 40 克

(降血压关键营养成分)
山楂酸　柠檬酸

对高血压和并发症的功效

1 利尿、扩张血管，辅助调理血压。山楂含有的山楂酸、柠檬酸能利尿、扩张血管，起到辅助调理血压的作用。

2 有助于缓解高血压并发血脂异常症状。山楂具有明显的降脂作用，对血胆固醇和甘油三酯的增高都有较好的疗效，有助于缓解高血压并发血脂异常的症状。

完美搭档

山楂 + 排骨　　利于营养吸收。山楂和排骨搭配，更利于营养的吸收和利用。

养生营养　山楂中含有鞣酸，易与海鲜食品中的蛋白质结合成鞣酸蛋白，不易消化，可能引起便秘、腹痛、恶心等症状，所以山楂不宜与海鲜同食。

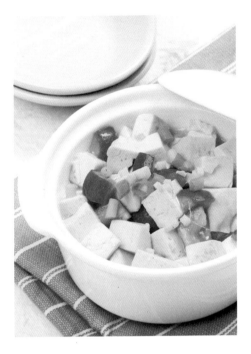

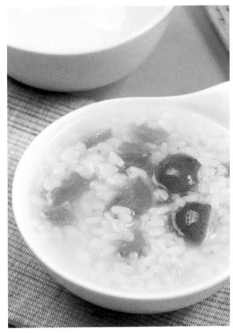

山楂烧豆腐

材料 山楂50克，豆腐300克。

调料 葱花、姜末各10克，盐2克，水淀粉少许。

做法

1 山楂用清水浸泡5分钟，洗净，去蒂，除子，切小块；豆腐洗净，切小块。

2 锅置火上，倒油烧至七成热，炒香葱花、姜末，放入豆腐块翻炒均匀，加少量清水大火烧开，转小火烧5分钟，下入山楂略炒，加盐调味，用水淀粉勾芡即可。

山楂消脂粥

材料 山楂50克，糯米100克。

调料 冰糖10克。

做法

1 糯米淘洗干净，用清水浸泡4小时；山楂用清水浸泡5分钟，洗净，去蒂，除子，切小块。

2 锅置火上，倒入适量清水烧开，下入糯米，大火烧开后转小火煮至米粒八成熟，加山楂煮至米粒熟烂的稠粥，加冰糖煮至化开即可。

烹饪智慧 山楂用清水浸泡几分钟，更易于清洗掉表面的脏物。

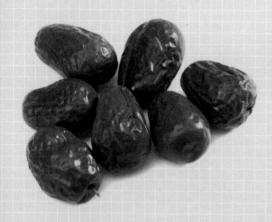

红枣

通过软化血管而调理血压

(推荐用量)
每日宜吃 3~5 枚

(降血压关键营养成分)
芦丁

对高血压和并发症的功效

1 软化血管，调理血压。红枣含有的芦丁是一种通过软化血管而使血压降低的物质，能预防高血压。

2 防治动脉粥样硬化。红枣中含有丰富的维生素 C、维生素 P，对保护毛细血管、维持血管壁弹性，防治动脉粥样硬化有一定帮助。

完美搭档

红枣 + 糯米

红枣和糯米均属于温性食物，二者同食具有温中去寒的功效，还可改善脾胃气虚。

养生营养 红枣一次不宜食用过多，否则易引起腹胀、吐酸水等不适。

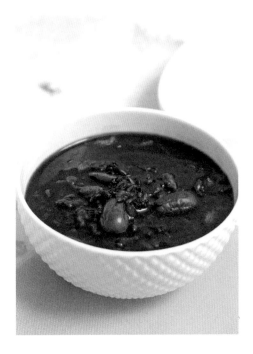

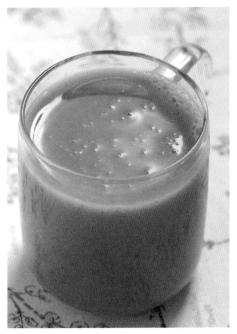

黑米红枣粥

材料 黑米 100 克，红枣 6 枚，枸杞子 20 克。

调料 白糖适量。

做法

1 先将黑米洗净，提前一晚浸泡；红枣、枸杞子洗净备用。

2 锅置火上，倒入适量清水大火煮沸，放入黑米煮沸后，加入红枣，改用小火煮 40 分钟至黏稠时，再加入枸杞子继续煮 5 分钟，用白糖调味即可。

红豆红枣豆浆

材料 黄豆 50 克，红豆 30 克，红枣 20 克。

调料 冰糖适量。

做法

1 黄豆用清水浸泡 8~12 小时，洗净；红枣洗净，去核，切碎；红豆淘洗干净，用清水浸泡 4~6 小时。

2 将上述食材一同倒入全自动豆浆机中，加水至上、下水位线之间，按下"豆浆"键，煮至豆浆机提示豆浆做好，过滤后依个人口味加适量冰糖调味即可。

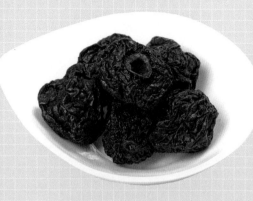

乌梅

适宜有头晕、失眠症状的高血压患者食用

推荐用量

每日宜吃5~10克

降血压关键营养成分

柠檬酸　苹果酸

对高血压和并发症的功效

1 降压、安眠、清热生津。乌梅含有的柠檬酸、苹果酸具有降压、安眠、清热生津的功效，适宜有头晕、失眠症状的高血压患者食用。

2 预防血脂异常。乌梅具有降血脂的功效，能帮助防治高血压合并血脂异常。

完美搭档

乌梅 + 红枣　　乌梅搭配红枣一起食用，具有和胃止呕的功效。

养生营养　胃酸过多者不应该食用乌梅，以免加重不适症状。

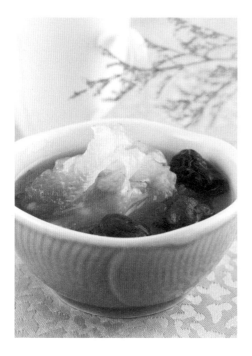

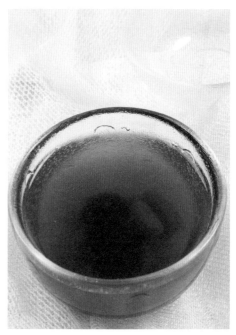

乌梅红枣银耳汤

材料 乌梅 20 克，红枣 100 克，水发
银耳 50 克。

调料 冰糖适量。

做法

1 将乌梅、红枣浸泡 30 分钟，洗去浮
尘；水发银耳择洗干净待用。

2 取净锅上火，放入清水、红枣、乌
梅、银耳、冰糖用小火炖 40 分钟
即可。

> **烹饪智慧** 煮乌梅红枣银耳汤时，一定要用小火慢炖，直到银耳软烂。

山楂乌梅茶

材料 山楂 30 克，乌梅 15 克。

调料 冰糖 15 克。

做法

1 山楂用清水浸泡 5 分钟，洗净，去
蒂，切开，除子。

2 砂锅置火上，放入山楂、乌梅和适
量清水，大火烧开后转小火煮 30
分钟，加冰糖煮至化开。

> **烹饪智慧** 这道山楂乌梅茶不宜用铁锅煮，因为山楂含有果酸，会与铁发生化学反应，产生低铁化合物，食用后易产生腹痛、腹胀等不适感。

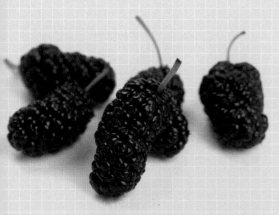

桑葚
缓解高血压性头痛

推荐用量
每日宜吃 30~50 克

降血压关键营养成分
维生素 C 钾

对高血压和并发症的功效

1 有效扩充人体血容量，缓解高血压。桑葚含有的维生素 C、钾，能有效扩充人体的血容量，缓解高血压，对高血压引发的头痛可起到一定的缓解作用。

2 预防动脉硬化的发生。桑葚具有预防动脉硬化的作用，能帮助高血压患者预防动脉硬化的发生。

完美搭档

桑葚 + 枸杞子

桑葚宜与枸杞子搭配同食，因为桑葚和枸杞子均具有补益肝肾的作用，二者同食补益肝肾的效果更佳。

养生营养

桑葚具有开发智力的功效，因为桑葚含有锌和锰，可以给孩子多吃桑葚。

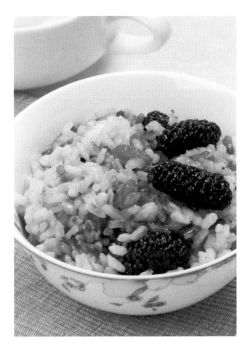
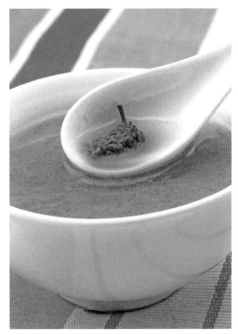

桑葚枸杞饭

材料 桑葚 50 克，大米 80 克，枸杞子 10 克。

做法

1 桑葚清洗干净，去蒂；大米淘洗干净，浸泡 30 分钟；枸杞子洗净。

2 把桑葚、大米、枸杞一同倒入电饭锅中，倒入没过两个指腹的清水，盖上锅盖，蒸至电饭锅提示米饭蒸好即可。

桑葚牛骨汤

材料 牛骨 500 克，桑葚 25 克。

调料 姜片、料酒、葱段各 10 克，盐 2 克，白糖少许。

做法

1 先将桑葚洗净，加料酒和白糖，上锅蒸一下备用；再将牛骨洗净，砸断。

2 汤锅置火上，加入适量清水，放入牛骨，煮沸后撇去浮沫，加姜片、葱段，再煮至牛骨发白，捞出牛骨，加入桑葚继续煮，沸腾后再撇去浮沫，加盐调味即可。

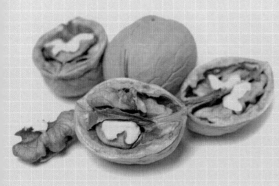

核桃

缓解心理压力造成的血压升高

推荐用量

每日宜吃 20 克

降血压关键营养成分

ω-3 脂肪酸

对高血压和并发症的功效

1 释放心理压力，调理血压。核桃中含有 ω-3 脂肪酸，有助于缓解紧张情绪，释放心理压力，使平均舒张压明显下降，对心理压力造成的血压升高有缓解作用。

2 降低胆固醇和甘油三酯。核桃油含有不饱和脂肪酸，可降低血液中胆固醇和甘油三酯的含量，具有调节血脂的作用。此外，核桃还能使血管保持弹性。

完美搭档

核桃 + 韭菜

二者搭配可补肾壮阳，适用于阳虚肾冷、腰膝冷痛等病症，特别适用于中老年男性保健。

养生营养

核桃仁不宜多食，因为含有较多油脂，多食会影响消化，容易导致腹泻。

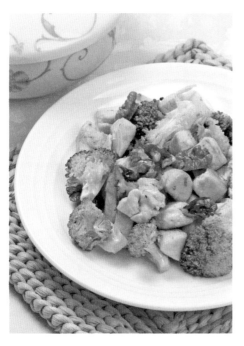
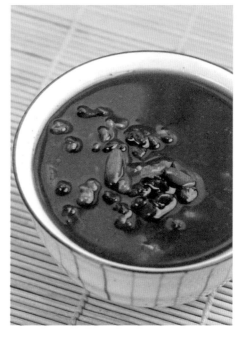

核桃鸡丁

材料 鸡胸肉 200 克，核桃仁 30 克，
西蓝花 100 克。

调料 料酒 10 克，盐 2 克。

做法

1 鸡胸肉去皮，洗净，切丁，加料
酒、盐，拌匀后腌 15 分钟左右；
核桃仁烤热，放凉待用；西蓝花洗
净，切小朵，用开水焯烫备用。

2 炒锅置火上，倒入植物油烧热，下
腌渍后的鸡胸肉丁炒至变色，放入核
桃仁、西蓝花、枸杞子炒匀即可。

松仁核桃紫米粥

材料 紫米 100 克，松仁 15 克，核桃
仁 50 克。

调料 冰糖 10 克。

做法

1 紫米淘洗干净，用水浸泡约 3 小
时；核桃仁洗净掰碎。

2 锅置火上，放入清水与紫米，大火
煮沸后改小火煮至粥稠，加入核桃
仁碎、松仁与冰糖，小火熬煮约 20
分钟至材料熟烂，冰糖化开即可。

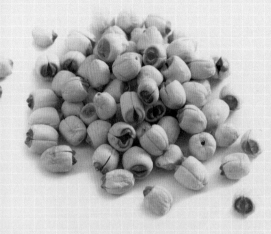

莲子

扩张周围血管

推荐用量
每日宜吃 6~15 克

降血压关键营养成分
非结晶性生物碱 N-9

对高血压和并发症的功效

1 扩张血管，调理血压。经临床和动物实验证实，莲子所含非结晶性生物碱 N-9 具有较强的降压作用，作用机制主要是通过释放组胺，使周围血管扩张，从而调理血压。

2 抗心律不齐。莲子心中所含的生物碱有较好的抗心律不齐的作用。

完美搭档

莲子 + 猪肚　　两者搭配同食，益肾、健脾胃的功效更强。

养生营养　莲子味甘涩，有收敛作用，对脾虚便溏、腹泻者较适宜，但肠燥便秘的人，吃莲子反而会加重便秘。

莲子猪肚汤

材料 毛肚 150 克、去心莲子 50 克。

调料 植物油、葱段、姜片、盐、料酒、
味精、白糖各适量。

做法

1 毛肚洗净，切片；去心莲子洗净，
放入水中泡软。

2 锅内倒植物油烧热，下葱段、姜片
炒香，加入适量热水，下莲子煮 30
分钟。

3 然后下毛肚，用盐、味精、白糖、
料酒调好口味，煮至再次开锅即可。

少吃主食对高血压患者有何好处？

低碳水化合物饮食具有明显的调理
血压作用。葡萄糖、蔗糖、淀粉等都
属于碳水化合物，主要存在于主食中。
经研究发现，与低脂饮食相比，低碳
水化合物饮食的患者胰岛素和血糖指标
改善得更明显，收缩压及舒张压下降得
更明显，可大大降低高血压并发糖尿病
的发病概率。不过，碳水化合物并非吃
得越少越好，一天的摄入量不能少于
150 克。

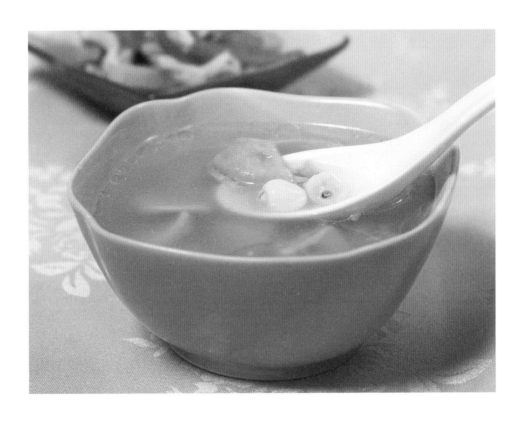

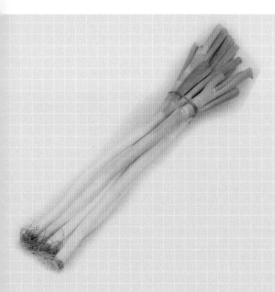

大葱

防止血压升高所致的头晕

（推荐用量）

每日宜吃 10~30 克

（降血压关键营养成分）

前列腺素 A　钾　钙

对高血压和并发症的功效

1 防止高血压头晕。大葱中含有前列腺素 A，有舒张小血管、促进血液循环的作用，有助于防止血压升高所致的头晕。

2 降低血清总胆固醇水平。大葱中的膳食纤维，能促进胆固醇的排泄，此外，还能与胆汁酸等脂类物质结合，减少对胆固醇的吸收。

完美搭档

大葱＋瘦猪肉

大葱含有烯丙基硫醚，与富含维生素 B_1 的瘦猪肉一起食用，可提高维生素 B_1 在体内的吸收效果。

养生营养　多食大葱对肠胃有刺激作用，所以患有胃肠道疾病，特别是溃疡的人要适量食用。

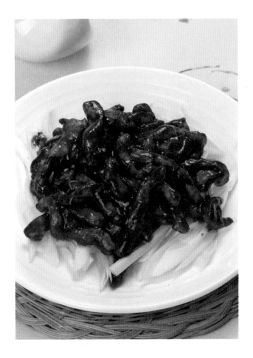
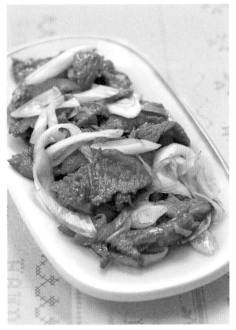

京酱肉丝

材料　里脊肉丝 400 克，葱白丝 100 克。

调料　甜面酱 80 克，淀粉 20 克，白糖、
料酒各 5 克，盐 2 克，味精少许。

做法

1　里脊肉丝加料酒、盐、淀粉上浆，
滑熟，盛出；油锅加甜面酱、白糖、
料酒、味精翻炒，放肉丝炒熟。

2　将肉丝放在盛有葱丝的盘中拌匀
即可。

葱爆羊肉

材料　羊腿肉 300 克，大葱 100 克。

调料　姜丝、蒜片各 5 克，酱油、料酒
各 10 克，盐 3 克，花椒粉、香
油各少许。

做法

1　羊肉洗净，切片，加酱油、料酒、
盐、花椒粉拌匀；大葱洗净，切段
待用。

2　炒锅置火上，倒植物油烧热，放入
姜丝、蒜片煸炒，放入羊肉片，大
火爆炒，待羊肉变色，放入葱段炒
至肉熟，淋香油即可。

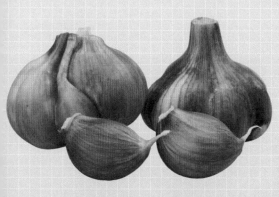

大蒜

有利于平稳血压

(推荐用量)

每餐宜吃生蒜两三瓣，熟蒜三四瓣

(降血压关键营养成分)

大蒜素　硒

对高血压和并发症的功效

1 防止血小板凝集，有助于血压正常化。大蒜所含大蒜素能降低血清和肝脏中的脂肪，使血压下降；大蒜中含有的硒，能防止血小板凝集，有助于血压正常化。

2 有效防止动脉硬化。大蒜所含的大蒜素及由蒜素转变而成的二烯丙基二硫化物，可降低肝脏中用来促进胆固醇合成的酶，进而抑制胆固醇的形成，有效防止动脉硬化。

完美搭档

| 大蒜 + 瘦肉 | 瘦肉与大蒜同食可延长维生素 B_1 在人体内的停留时间，消除疲劳、增强体质。 |

养生营养　大蒜切碎食用，可以释放其中的有效成分。

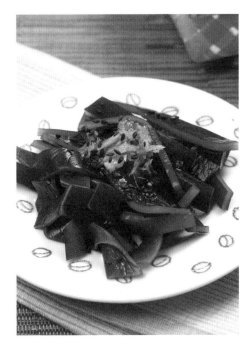
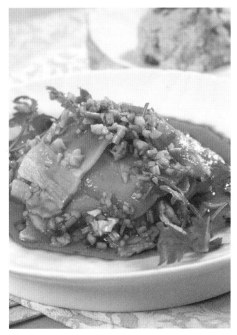

蒜香海带

材料 海带 80 克，大蒜 15 克，熟黑芝麻 5 克。

调料 姜片、香油、醋各适量，盐 1 克。

做法

1 将大蒜和姜片分别磨成泥，备用；海带洗净后过滚水余烫沥干，切条。

2 将海带中倒入蒜泥和姜泥，再浇上醋、香油、盐和黑芝麻搅拌均匀即可。

蒜泥肉片

材料 猪肉 250 克，去皮大蒜 25 克。

调料 香菜末、酱油、香油各适量。

做法

1 猪肉洗净，煮熟，切片，装盘；大蒜捣成蒜泥，加酱油和香油调匀。

2 将蒜泥淋在肉片上，撒上香菜末即可。

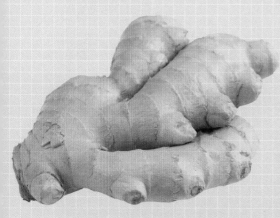

生姜

减少胆固醇的生成，促进血液循环

(推荐用量)

每日宜吃 10 克

(降血压关键营养成分)

姜酚　姜烯酚

对高血压和并发症的功效

降低胆固醇，扩张血管。生姜中的辣味成分姜酚和姜烯酚可减少胆固醇的生成并促使其排出体外，促进血液循环，还可以扩张血管，从而起到调理血压的作用。

完美搭档

生姜 + 螃蟹

吃大寒的螃蟹时，一定要配上温热性质的生姜，用生姜之温中和蟹的寒凉，减少对肠胃的损害，还利于蟹肉的消化、吸收。

养生营养

生姜挥发油中所含的姜酚，能抑制前列腺分泌过多，减少胆汁中黏蛋白的含量，从而起到抑制胆石症发生的作用。

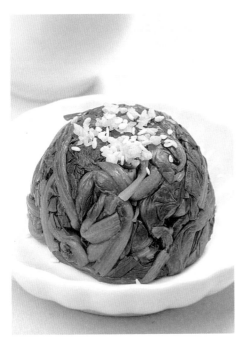

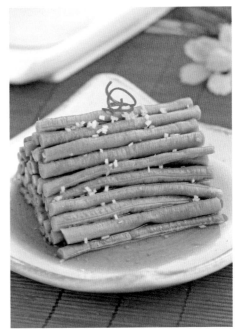

姜汁菠菜

材料　菠菜 250 克。

调料　姜汁 25 克，盐 3 克，香油 4 克。

做法

1　菠菜择洗干净，放入沸水中焯烫 30
秒后捞出过凉，沥干水分，切段。

2　将菠菜段放盘中，加盐，淋上姜汁
和香油拌匀即可。

姜汁豇豆

材料　嫩豇豆 200 克。

调料　姜末、盐、鸡精、醋、芝麻油、
冷鲜汤各适量。

做法

1　将嫩豇豆去筋，洗净。

2　烧沸水，将豇豆放入沸水中煮至熟
透，捞出沥干水分，切成 5 厘米的
段，整齐地摆放在盘中。

3　姜末放入碗中，加盐、鲜汤、醋调
至均匀，再加入鸡精、芝麻油，调
成姜汁味淋于豇豆上即可。

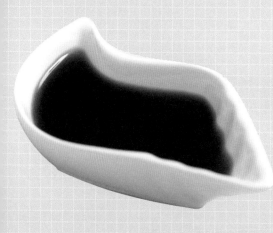

醋

扩张血管并维持血管弹性

(推荐用量)
每日宜吃 20~40 克

(降血压关键营养成分)
醋酸

对高血压和并发症的功效

1 扩张血管，调理血压。醋含有的钾，可以帮助身体排出多余的钠，有预防高血压的作用。

2 有效防治高脂血症。醋中的醋酸可抑制胆固醇的合成，并有助于维持血管弹性，促进胆固醇的排泄，防治高脂血症。

完美搭档

| 醋 + 排骨 | 促进骨中的矿物质如钙、磷的溶出，提高营养价值。 |

养生营养　服用磺胺类药物、抗生素及氧化镁、胃舒平等碱性药物时不建议食用醋，否则会降低药效。

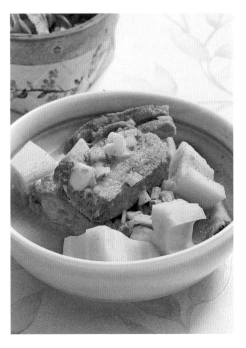

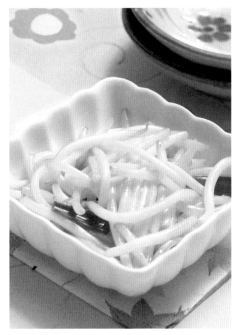

莲藕炖排骨

材料 莲藕 250 克，排骨 400 克。

调料 料酒、醋各 15 克，葱末、姜末、蒜末各 10 克，盐 5 克，胡椒粉少许。

做法

1 排骨洗净、切块；莲藕去粗皮和节，洗净、切块。

2 锅置火上，倒油烧至六成热，放入姜末、蒜末爆香，倒入排骨翻炒至变色，加入料酒炒匀，加适量开水、莲藕块，大火烧开后加醋转小火炖 40 分钟，加盐和胡椒粉调味，撒葱末即可。

醋熘绿豆芽

材料 绿豆芽 150 克。

调料 花椒、白糖、葱丝、水淀粉各适量，盐 1 克，醋 20 毫升。

做法

1 将绿豆芽洗净，用沸水快速焯一下，在凉水中浸泡后捞起、沥干。

2 锅内倒入少许油，将花椒在油锅内炸焦，去掉花椒，放葱丝炝锅，然后放入绿豆芽，加盐、白糖、醋翻炒几下，用水淀粉勾芡即可。

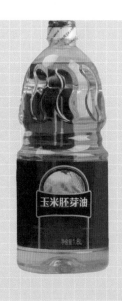

玉米油

减轻血流阻力

（推荐用量）

每日宜吃 25～30 克

（降血压关键营养成分）

亚油酸

对高血压和并发症的功效

1 减轻血流阻力，调理血压。玉米油中的亚油酸与血液中的胆固醇结合，生成低熔点酯，不易在血管壁上沉积，从而减轻血流阻力，调理血压。

2 有益于高脂血症。玉米油本身不含有胆固醇，它对于血液中胆固醇的积累具有溶解作用，故能减少血管硬化。玉米油中的维生素 E，可以纠正脂代谢紊乱。

完美搭档

| 玉米油 + 胡萝卜 | 玉米油中的维生素 E 可促进胡萝卜中胡萝卜素的吸收。 |

养生营养 使用过的玉米油千万不要再倒入原油品中，因为用过的玉米油经氧化后分子聚合变大，容易劣化变质。

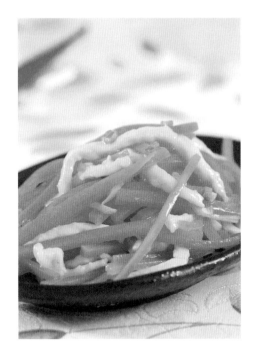
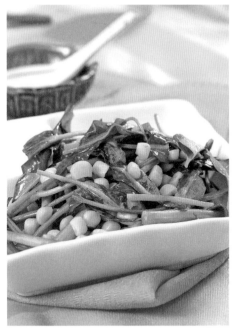

肉丝炒胡萝卜

材料 胡萝卜丝 200 克, 肉丝 100 克。

调料 葱末、姜末各 3 克, 盐 4 克, 生抽、料酒、酱油各 5 克, 玉米油、淀粉各适量。

做法

1 肉丝用生抽、淀粉抓匀腌渍 10 分钟。

2 玉米油烧热, 爆香葱末、姜末, 倒肉丝、料酒、酱油翻炒, 倒胡萝卜丝、盐炒熟即可。

空心菜炒玉米

材料 空心菜 250 克, 玉米粒 100 克。

调料 盐 2 克, 干辣椒 5 克, 花椒少许, 玉米油适量。

做法

1 空心菜洗净, 入沸水中焯烫, 沥干, 切段; 玉米粒洗净, 焯熟备用。

2 锅置大火上, 倒玉米油烧热, 下干辣椒炸至棕红色, 下花椒炒香, 加入玉米粒、空心菜段炒熟, 加盐调味即可。

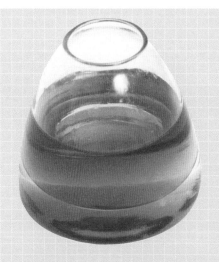

香油
帮助消除动脉血管壁上的沉积物

<u>推荐用量</u>
每日宜吃 25～30 克
<u>降血压关键营养成分</u>
亚油酸　棕榈油酸

对高血压和并发症的功效

1 有效调理血压。香油同时含有亚麻酸和维生素 E，两者同时存在，不但防止了亚麻酸容易氧化的缺点，又起到协同作用，加强了对动脉硬化和高血压的辅助治疗效果。

2 降低血清总胆固醇的水平。香油中富含维生素 E，能够对不饱和脂肪酸起到较强的抗氧化作用，促进胆固醇的分解、代谢、转化和排泄，从而降低血清总胆固醇水平。

完美搭档

香油 + 芹菜

二者搭配可使营养更加均衡，适合"三高"患者食用。

养生营养　香油中的卵磷脂不仅滋润皮肤，而且可以祛斑，尤其对祛除老年斑有一定帮助。

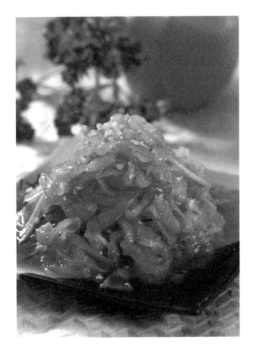
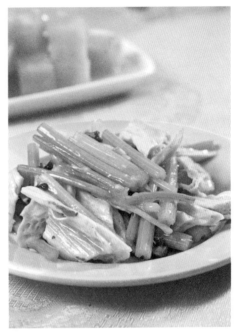

三油海蜇

材料 海蜇皮 250 克，黄瓜 100 克。

调料 葱花、蒜末、酱油、香油各 5 克，
醋 10 克，辣椒油、白糖、香菜
碎各少许。

做法

1 海蜇皮放入清水中浸泡去盐，洗净，
切丝；黄瓜洗净，去蒂，切丝。

2 取盘，放入海蜇丝和黄瓜丝，用葱
花、香菜碎、蒜末、酱油、醋、白
糖、辣椒油、香油调味即可。

腐竹拌芹菜

材料 芹菜 250 克、水发腐竹 150 克。

调料 盐、醋、香油、鸡精各适量。

做法

1 芹菜去叶，洗净，切斜段；水发腐
竹洗净，切斜段，备用。

2 芹菜段放入沸水中焯一下，捞出，
用凉开水过凉，捞出沥干，与腐竹
一起盛盘。

3 将所有调料放入碗中调好，浇在芹
菜、腐竹上拌匀即可。

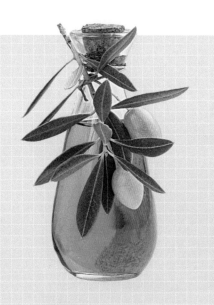

橄榄油

降低血黏度，调节血压

(推荐用量)
每日宜吃 25~30 克

(降血压关键营养成分)
单不饱和脂肪酸　多酚类物质

对高血压和并发症的功效

1 扩张血管，调理血压。橄榄油所含的单不饱和脂肪酸，有利于血管健康，使血液流通顺畅，从而防止血压增高。橄榄油中还含有一种多酚类物质，可降低血黏度，调节血压。

2 预防心脑血管疾病。橄榄油富含单不饱和脂肪酸，能够调节血脂、调理血压，预防动脉粥样硬化，保护心脑血管，降低心脑血管病的发病率。

完美搭档

橄榄油 + 蔬菜　　　橄榄油搭配蔬菜食用，具有降脂、减肥的功效。

养生营养　　橄榄油中的微量物质属多酚类，在高温环境下容易被破坏；其所含单不饱和脂肪酸加热到冒烟后，容易变成反式脂肪酸。所以橄榄油最好不要用于炒菜，更适合凉拌。

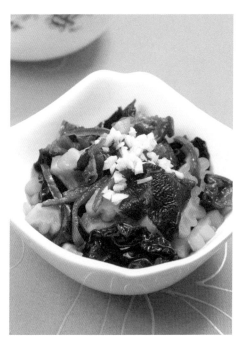

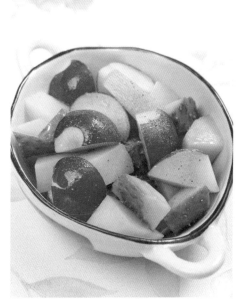

苦瓜拌木耳

材料 苦瓜200克，黑木耳（干）15克，红椒30克。

调料 蒜末、生抽、醋各适量，盐1克，橄榄油5毫升。

做法

1 苦瓜洗净切片；木耳泡发；红椒洗净切丝；将蒜末、盐、生抽、醋、橄榄油调成汁备用。

2 将黑木耳、苦瓜分别焯熟，捞起放入凉开水中备用。

3 将所有材料放在盘中，倒入调味汁，拌匀即可。

橄榄油土豆沙拉

材料 土豆150克，小萝卜、黄瓜各100克。

调料 橄榄油5毫升，白醋、胡椒粉各适量，盐1克。

做法

1 土豆去皮洗净，切小块，用清水浸泡10分钟，沸水煮熟；小萝卜和黄瓜洗净，切块。

2 将土豆块、小萝卜块、黄瓜块一起放入碗中，加橄榄油、白醋、盐、胡椒粉搅拌均匀即可。

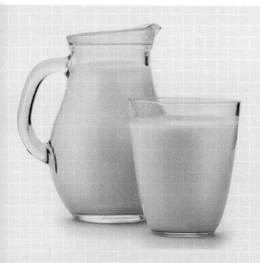

牛奶

有助于维持血压稳定

（推荐用量）
每餐宜喝 300 克

（降血压关键营养成分）
钙

对高血压和并发症的功效

1 补钙有助于调理血压。高血压的发生与血钠、血钙比例是否均衡有关。当一个人的血钠过高、血钙又过低时，血压就会明显上升。因此摄入含钙较多且易于吸收的牛奶，有助于维持血压稳定。

2 防止动脉硬化而保护心脑血管系统。脱脂牛奶中含有的镁，能防止动脉硬化而保护心脑血管系统。此外，脱脂牛奶还可提供优质蛋白质。

完美搭档

牛奶 + 番茄　　牛奶有美容护肤的作用，与富含维生素 C 的番茄搭配食用，效果更佳。

 养生营养　牛奶中含有色氨酸，能促进睡眠。

牛奶蒸蛋

材料 鸡蛋、虾仁各2个，鲜牛奶 200克。

调料 盐3克，香油5克。

做法

1 鸡蛋打入碗中，加鲜牛奶搅匀，再放盐化开；虾仁洗净。

2 鸡蛋液入蒸锅大火蒸约3分钟，此时蛋羹已略成形，将虾仁摆放上面，改中火再蒸5分钟，出锅前淋上香油即可。

专家指导

高血压患者应如何进补？

中医认为，高血压患者大多有肝阴不足、肝阳上亢、肝风内动的表现，如需进补，重点应补阴，而一般补阳药如海狗，补气药如人参就不宜用。即便是有明显气虚表现的高血压患者要使用补气药，也只能采用药性平和的缓补药物，而且要在补阴的基础上补气补阳。高血压患者适当服用补阴药，如龟板、鳖甲、枸杞子等，不仅对降压有好处，还能缓解头晕、目眩、耳鸣等症状。

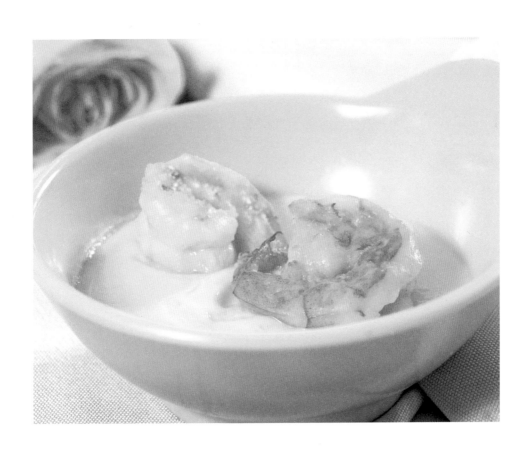

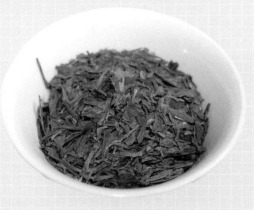

绿茶

避免血管收缩引起的血压上升

推荐用量
每日宜吃 5~10 克
降血压关键营养成分
儿茶素　氨茶碱

对高血压和并发症的功效

1 扩张血管，调理血压。绿茶中所含的儿茶素对血管紧张素转换酶的活性有较强的抑制作用，促使舒缓激肽分泌较多，有利于扩张血管，避免血管收缩引起的血压上升；氨茶碱可扩张血管，也有利于调理血压。

2 有效防止动脉硬化。绿茶中的儿茶素抗氧化作用较强，可以防止血管的氧化，有效防止动脉硬化。其含有的茶多酚、维生素 C，可扩张冠动脉，使血液充分地输入心脏，从而提高心脏本身的功能。

完美搭档

| 绿茶 + 柠檬 | 柠檬中的柠檬酸和维生素 C 能增加绿茶中儿茶素的效能，提高人体免疫力。 |

养生营养　空腹时不宜饮用浓茶，否则会抑制胃液的分泌。

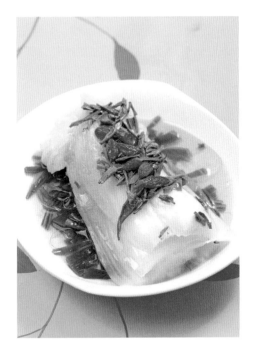
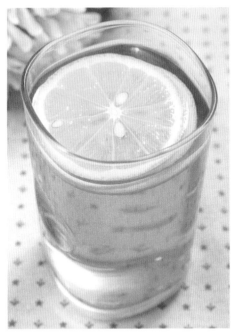

绿茶娃娃菜

材料 娃娃菜 200 克，绿茶、枸杞子各 5 克，熟海带丝 20 克。

调料 葱段、姜片、胡椒粉各适量，盐 2 克。

做法

1. 娃娃菜洗净，焯水过凉；绿茶用开水泡好；枸杞子泡发。

2. 锅内倒油烧热，用葱段、姜片炝锅，下娃娃菜、枸杞子炒匀，加水，放盐、胡椒粉调味。

3. 熟海带丝放入盘底，上面摆好娃娃菜，原汤撇净浮沫和葱、姜，倒入绿茶水，二次调好咸香味，浇在菜上即可。

蜂蜜柠檬绿茶

材料 柠檬半个，绿茶少许。

调料 蜂蜜适量。

做法

1. 柠檬洗净，切片；绿茶用90℃热水冲泡，放置10分钟左右，待绿茶泡出味道和颜色后，将茶叶过滤掉；等茶温凉之后，加入柠檬片和蜂蜜，搅拌均匀。

2. 直接饮用或放冰箱冷藏后饮用。

帮助降压的中药材

玉米须

促进钠的排出

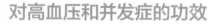

内服　煎汤，15~30克；大剂量60~90克。
外用　适量，烧烟吸入。

对高血压和并发症的功效

促进钠排出，控制血压。 玉米须有利尿作用，可增加氧化物排出量，可促进机体内钠的排出，减少细胞外液和血容量，有助于控制血压。

玉米须不仅对肾病患者有利尿、消肿的作用，还能减少或消除尿蛋白、改善肾功能，辅助治疗肾炎引起的高血压。

玉米须排骨汤

材料　玉米须50克，猪排骨200克。

调料　葱段、姜片各5克，盐3克。

做法

1　玉米须去杂质，洗净；排骨清洗干净，在水中浸10分钟左右，去血水，剁成小块备用。

2　排骨放入砂锅内，倒入适量清水，放入葱段和姜片，大火烧沸，撇去血沫，放入玉米须，转小火煲2小时左右，煲熟后去掉葱段和姜片，加盐调味即可。

养生营养

1. 玉米须能促进胆汁排泄，降低其黏度，减少胆色素含量，适用于无并发症的慢性胆囊炎、胆汁排出障碍的胆管炎患者。

2. 中医认为，玉米须甘平，能利水消肿、泄热，平肝利胆，还能抗过敏，对肾炎水肿、肝炎、高血压、糖尿病、乳腺炎等有一定的辅助治疗作用。

菊花

有效缓解头晕头痛、心烦失眠等症状

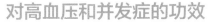

内服 煎汤，10~15克；或入丸、散；或泡茶。

外用 外用：适量，煎水洗；或捣敷。

对高血压和并发症的功效

平肝明目，缓解头晕、头痛等症。 菊花具有疏风散热、平肝明目的功效，适用于肝火亢盛型、阴虚阳亢型及肝肾阴虚型高血压，有效缓解头晕头痛、心烦失眠等症状。

1. 菊花有疏风、平肝的功效，对感冒、头痛有辅助治疗作用，还可用于治疗外感风热、目赤肿痛。

2. 菊花有良好的镇静作用，能使人肢体轻松、精神振奋，还能让人双目明亮，特别对肝火旺、用眼过度导致的双眼干涩有较好的疗效。

菊花鱼片汤

材料 菊花 20 克，草鱼肉 200 克，冬菇 20 克，枸杞子少许。

调料 料酒、姜片、葱段各 10 克，盐 3 克，清汤 800 克。

做法

1 菊花用清水浸泡，沥干水分；草鱼肉横放在砧板上，刀口斜入，切成 3 厘米见方的鱼片；冬菇泡发，去蒂，切片备用。

2 锅置火上，加入清汤，投入姜片、葱段，加盖烧开后放入鱼片和冬菇，烹入料酒，待鱼片熟后，捞出冬菇、葱段、姜片，再放入菊花、枸杞子、盐调味即可。

荷叶

清热平肝，改善头痛、眩晕症状

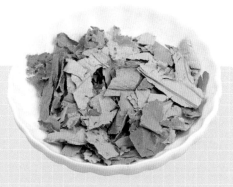

内服 煎汤，6~10克（鲜品15~30克）；或入丸、散。

外用 适量，捣敷，研末掺或煎水洗。

对高血压和并发症的功效

荷叶碱可扩张血管，调理血压。 从荷叶中提取的生物碱——荷叶碱可扩张血管，调理血压。荷叶还有清热平肝的功效，能改善高血压引起的头痛、眩晕症状。

莲子荷叶粥

材料 大米80克，鲜荷叶1张，新鲜莲子30克。

调料 白糖适量。

做法

1 大米淘洗干净，浸泡30分钟；荷叶洗净撕碎，放入锅中，加入适量清水，熬煮成荷叶汤，留汤备用；莲子洗净，去心。

2 大米放入锅中，倒入荷叶汤，大火煮沸，放入新鲜莲子改小火同煮至粥稠，加白糖调味即可。

1. 荷叶中富含的黄酮类物质，是大多数氧自由基的清除剂，可以增加冠脉流量，对急性心肌缺血有保护作用。

2. 荷叶能明显降低血清中甘油三酯和胆固醇含量，具有调节血脂的保健作用。

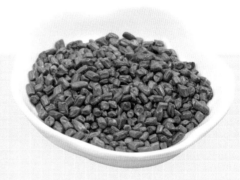

决明子

降低收缩压、舒张压

内服 煎汤，8~15克；或研末。

外用 研末调敷。

对高血压和并发症的功效

决明子提取物使收缩压、舒张压均明显降低。决明子的提取物可使自发遗传性高血压患者收缩压、舒张压均明显降低，尤其对于伴有烦躁、爱发火、头痛、眩晕等情况的肝阳上亢型高血压患者，有明显的降压作用。

对高血压兼有便秘者有益。决明子含有大黄素、大黄酚等有机成分，有助于排除胃肠积滞，因此特别适合高血压兼有便秘者服用。

决明子烧茄子

材料 紫皮长茄子400克，决明子10克。

调料 酱油5克，盐2克。

做法

1 将茄子去蒂洗净，切成丁。

2 将决明子洗净置于砂锅中，加入适量清水煎煮约30分钟后，去药渣留汁液备用。

3 炒锅置火上，加入植物油烧热，放入茄子丁翻炒3~5分钟，放入煎好的决明子药液、酱油炖至茄子熟烂，最后加盐调味即可。

1. 决明子能提高人体乳酸脱氢酶的活力，且相应增加眼组织中三磷酸腺苷含量，从而达到预防近视及明目的作用。

2. 决明子提取物能显著改善血脂异常者的血脂水平，调节脂质代谢紊乱，延缓动脉硬化的发生。

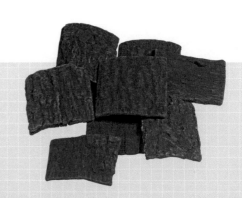

杜仲

对血压有双向调节作用

内服 煎汤，6~15克；或浸酒；或入丸、散。

对高血压和并发症的功效

对血压具有"双向调节"作用。杜仲含有降血压成分——木脂素类松脂醇二葡萄糖苷，并对血压具有"双向调节"作用；丁香脂二葡萄糖苷也有明显的降血压作用；杜仲皮中含有丰富的钙和硅，都能参与对心血管功能的调节。

有益于心脑血管性疾病。杜仲含多种不饱和脂肪酸，能帮助高血压患者预防并发心肌梗死和脑梗死等众多心脑血管疾病。

杜仲核桃猪腰汤

材料 猪腰1对，杜仲、核桃仁各30克。

调料 香油5克，盐3克，胡椒粉少许。

做法

1 猪腰洗净，从中间剖开，去掉脂膜，切成片。

2 将猪腰片和杜仲、核桃仁一起放入砂锅中，加入适量水，大火烧沸，转小火炖煮至熟，用胡椒粉、盐、香油调味即可。

养生营养

1. 杜仲能够兴奋垂体—肾上腺皮质系统，有增强肾上腺皮质功能的作用，能够滋补肝肾，改善眩晕、腰膝酸痛、筋骨痿弱等肝肾亏虚症状。

2. 杜仲对细胞免疫具有双向调节作用，既能激活单核巨噬细胞系统和腹腔巨噬细胞系统的吞噬活性，增强机体的非特异免疫功能，又能对迟发型超敏反应起抑制作用。

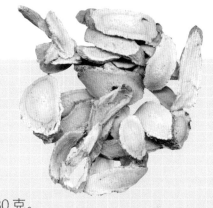

黄芪

适合气血两虚引起的高血压患者服用

内服 煲汤、炖肉、泡水，每次9~30克。

对高血压和并发症的功效

双向调节血压。黄芪中的 γ - 氨基丁酸及黄芪甲苷具有双向调节血压的作用，临床用量小时可升血压，用量大则降血压，有利于使血压稳定在正常水平，最适合气血两虚引发的高血压患者。

养生营养

1. 黄芪中的黄芪苷和多糖有显著的保肝功效，能使转氨酶显著降低，肝细胞病变显著减轻。

2. 黄芪有显著的心肌保护作用，可通过多种途径增强心肌细胞对损伤性刺激的耐受力，使溢出的乳酸脱氢酶明显减少，心肌细胞功能维持在大致正常水平。

黄芪蒸乳鸽

材料 乳鸽2只，黄芪10克，枸杞子5克，口蘑30克，鸡蛋清1个。

调料 盐3克，葱末、姜末各5克，料酒、水淀粉各10克，香油少许。

做法

1 将黄芪切成薄斜长片；枸杞子洗净；口蘑用清水洗净，切块；将乳鸽宰杀放血，用热水烫一下，去五脏，剁去头，切成块，在温水中泡去血沫，捞出控干水分。

2 把鸽子肉块和口蘑用鸡蛋清、水淀粉、盐、香油、葱末、姜末和料酒拌匀，盛入碗内，枸杞子码放在碗底及碗的四周，黄芪片放在鸽子肉上，上笼蒸熟即可。

天麻

对血管平滑肌有解痉作用

（内服）煎汤，8～15克；或入丸、散。

对高血压和并发症的功效

降低血管阻力。 天麻具有轻度降血压作用，对血管平滑肌有解痉作用，可以使躯体血管、脑血管和冠脉血管的阻力降低和血流量增加，可显著改善血管顺应性下降所致的老年高血压症状。

1. 天麻对人的大脑神经系统有明显的保护和调节作用，能增强视神经的分辨能力，具有明目、益智的功效。
2. 天麻含有多种微量元素，可补充体内代谢物质，增强机体免疫功能，延缓衰老。

天麻鱼片

材料 青鱼300克，水发木耳100克，天麻15克，鸡蛋清1个。

调料 料酒15克，盐3克，葱花、姜末、淀粉各5克，香油少许，水淀粉适量。

做法

1 将天麻洗净，放入锅中，加少许清水，隔水蒸半小时，取出后切成薄片，备用；把洗净的鱼切掉头尾，去掉骨头和鱼皮，用斜刀切成薄片，加料酒、盐、鸡蛋清、淀粉拌匀。

2 锅内倒入植物油，烧至三成热，放入鱼片滑炒，稍一变色即出锅备用。

3 炒锅里放少许油，投入葱花、姜末煸香，再放入黑木耳煸炒一下，加适量清水、料酒、盐，炒匀烧沸，放鱼片和天麻略煮，再加水淀粉勾芡，淋香油即可。

丹参

扩张外周血管，改善微循环

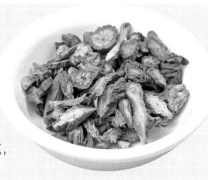

(内服) 煎汤，浸酒，泡茶，5~15克，大剂量可用至30克。

对高血压和并发症的功效

扩张外周血管，调理血压。丹参含有丹参酮、隐丹参酮、原儿茶醛、原儿茶酸、丹参素等成分，能扩张外周血管，改善微循环，调理血压，适用于瘀血阻络、气血不足引发的高血压，能减轻头晕、头痛等症状。

防治高血压并发冠心病引起的心绞痛。丹参能扩张冠状动脉，增加冠状动脉血流量，预防高血压并发冠心病。

丹参海蜇煲

材料 海蜇皮500克，丹参15克。

调料 料酒10克，盐3克，姜片5克，葱段10克，香油5克。

做法

1 海蜇用盐水浸泡30分钟，捞出沥干，切4厘米长的段；丹参洗净润透，切薄片。

2 将丹参、姜片、葱段、料酒放入炖锅内，加适量清水，置大火上烧沸，加入海蜇用小火煲20分钟，加盐、香油调味即可。

养生营养

1.丹参可明显降低急性心肌缺血患者血浆及心肌中丙二醛含量，提高超氧化物歧化酶活力，减轻心肌损伤。

2.丹参能促进肝、骨、皮肤等多种组织的修复与再生，其中促进肝组织的修复与再生的作用尤其显著。

葛根

改善高血压引起的头痛、头晕、耳鸣等症状

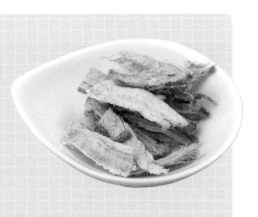

- 内服 煎汤，10～15克；或捣汁。
- 外用 适量，捣敷。

对高血压和并发症的功效

葛根素改善头痛、头晕等高血压引起的症状。 葛根所含的葛根素可使明显增高的血浆内皮素水平较快恢复正常，显著降低血栓素 B_2 的浓度，对高血压引起的头痛、头晕、项背强痛和耳鸣等症有明显疗效。

对高血压并发冠心病有益。 葛根总黄酮等能使心率减慢，总外周阻力减少，从而使心肌耗氧量降低，提高心肌工作效率，适用于高血压并发冠心病患者。

葛根鲫鱼汤

材料 鲫鱼200克，葛根50克。

调料 姜片、料酒各10克，盐2克。

做法

1. 鲫鱼去鳞、去鳃和内脏，洗净，用料酒、姜片腌渍30分钟；葛根去皮，切成厚块。

2. 锅置火上，倒入植物油烧热，放入鲫鱼煎至两面色黄，加适量清水，大火煮沸后放入葛根块，用中火熬煮45分钟，加盐调味即可。

养生营养

1. 葛根富含黄酮类化合物，能有效地清除自由基，抑制红细胞膜，以及肝、脾、脑组织的氧化损伤，提高机体的免疫功能。

2. 葛根中的有效成分大豆苷元、大豆苷、葛雌素等对激素依赖性肿瘤，如乳腺癌、子宫癌、卵巢癌、结肠癌、前列腺癌的细胞增殖具有抑制作用。

夏枯草

产生显著持久的降压作用

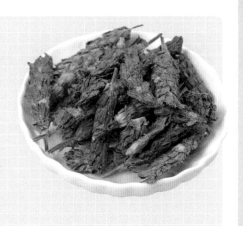

内服 煎汤，6~15克，大剂量可用至30克。熬膏或入丸、散。

外用 适量，煎水洗或捣敷。

对高血压和并发症的功效

舒张血管。 夏枯草提取物对去甲肾上腺素引起的血管收缩有对抗作用，可舒张血管，产生显著持久的降压作用。

养生营养

1. 夏枯草有明显的抗炎作用，对痢疾杆菌、伤寒杆菌、霍乱弧菌、大肠杆菌、变形杆菌、绿脓杆菌和葡萄球菌、链球菌有抑制作用。
2. 现代药理学研究表明夏枯草具有一定的抗肿瘤作用，而且可促进胸膜纤维化反应。

夏枯草炒肉丝

材料 夏枯草30克，猪肉150克。

调料 料酒10克，盐2克，葱花、姜末、酱油各5克。

做法

1 将夏枯草去杂洗净，入沸水锅焯一下，捞出洗净，挤干水分待用；猪肉洗净，切丝。

2 锅置火上，倒入植物油烧热，入肉丝煸炒，加入酱油、葱花、姜末煸炒，加入料酒、少量水，炒至肉熟，投入夏枯草、盐炒入味即可。

钩藤

降低血管外周阻力，扩张血管

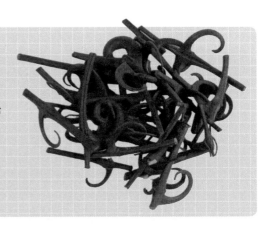

内服 煎汤、浸酒，或入丸、散。

对高血压和并发症的功效

降低血管外周阻力，扩张血管。钩藤中含有钩藤碱，钩藤碱能降低血管外周阻力，从而使血压下降。

天麻钩藤茶

材料 天麻5克，钩藤6克，绿茶10克。

做法

1 将天麻、钩藤洗净，加水适量煎煮2次，去渣。

2 用上述汁液冲泡绿茶、盖严浸泡5~10分钟即可。

 养生营养 钩藤中含有钩藤碱、异钩藤碱等，能阻止心律失常，起到镇静的作用。

第 4 章

对症配餐
防治高血压并发症

高血压合并糖尿病

扫一扫，看视频

营养处方

- 热量平衡。每天能量摄入控制在20~25千卡/千克标准体重。
- 减少脂肪摄入。少吃含动物脂肪和胆固醇高的食物，如猪肝、牛肝、牛油等，每天烹调用油不超过25克，有条件的话，可食用橄榄油、山茶油等植物油。
- 不用烟熏、油煎、油炸的烹调方法。
- 蛋白质所提供的能量占总能量的12%~15%，其中富含优质蛋白质的瘦肉、鱼、奶、大豆类应占50%左右。

- 碳水化合物所提供的能量占总能量的50%~60%，以淀粉类碳水化合物为主。
- 高糖食物易被机体吸收而促使血糖升高、增加胰岛的负担，从而加重病情。因此，不要吃糖果、蜂蜜及含糖饮料。
- 尽量不喝酒或少量饮酒。
- 不宜大量吃含有较高单糖、双糖的水果，如红枣、桂圆等，避免血糖迅速升高。

食材选择

宜选食材	全麦、燕麦、荞麦、玉米等谷类；芹菜、菠菜、大白菜等绿叶蔬菜；苦瓜、冬瓜、黄瓜、番茄等瓜茄类蔬菜
适量吃食材	大米、面粉等粮谷类及其制品；芋头、山药、土豆等薯类及其制品；绿豆、红豆、黄豆、黑豆等豆类及其制品；核桃、花生、瓜子等硬果类食物；盐、酱油及含糖、盐的调味；各种烹调油及畜肉（猪肉、牛肉、羊肉）、禽肉（鸡肉、鸭肉）、水产品（鱼、虾）、奶及其制品
不吃或少吃食材	蜂蜜及白糖、砂糖、红糖、冰糖等食糖；软糖、硬糖、巧克力等糖果；果脯、蜜枣等蜜饯类食物；可乐、雪碧等含糖饮料；菠萝、山楂等糖水罐头；冰激凌、甜点等甜味食物；炸鸡等油炸食物；肥肉等高脂肪食物；咸鸭蛋、酱菜等盐腌食物；皮蛋、板鸭、香肠、火腿、橄榄、罐装的番茄汁、罐装的玉米、罐装的泡菜等含钠量较高的食物

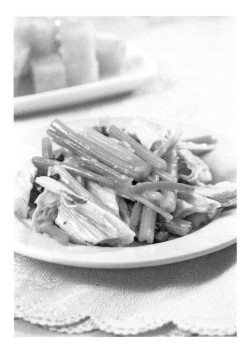
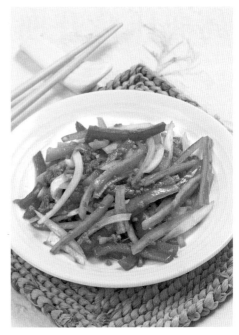

芹菜拌腐竹

材料 芹菜150克，水发腐竹100克。

调料 香菜末、蒜末各10克，酱油5克，
盐2克。

做法

1 芹菜择洗干净，放入沸水中焯烫，
捞出，沥干水分，切段；腐竹洗
净，切段，用沸水快速焯烫，捞
出，沥干水分。

2 取小碗，加盐、蒜末、香菜末、酱
油、香油搅拌均匀，调成调味汁。

3 取盘，放入芹菜段、腐竹，淋上调
味汁拌匀即可。

洋葱肉碎炒柿子椒

材料 洋葱150克，猪瘦肉100克，青
椒、红椒各30克。

调料 料酒、酱油、淀粉各5克，盐2
克，香油少许。

做法

1 洋葱撕去老膜，去蒂，洗净，切
丝；猪瘦肉洗净，切碎，加料酒、
酱油、香油、淀粉拌匀，腌渍10
分钟；青椒、红椒洗净，去蒂，除
子，切丝。

2 锅置火上，倒油烧至六成热，放入
肉碎煸至变色，倒入洋葱丝和青椒
丝、红椒丝翻炒至断生，加盐调味
即可。

高血压合并血脂异常

扫一扫，看视频

营养处方

- 每天摄入的总能量以维持理想体重为宜。
- 不宜暴饮暴食。每餐不宜吃得过饱，晚餐尽量减少进食量。最好不喝酒。
- 限制脂肪摄入，每日烹调油不宜超过25克，宜选用植物油。
- 多吃些富钾、钙的食品，如土豆、茄子、莴笋、牛奶、香蕉等。
- 常吃些洋葱、大蒜、山楂、香菇、木耳、豆制品等降脂食品。
- 避免进食油煎、油炸食品和重油食品。甘油三酯过高的患者，要适当控制主食、甜食和水果。

食材选择

宜选食材	燕麦、荞麦、全麦、玉米、高粱米、薏米等粗杂粮；红豆、绿豆、黑豆、黄豆及豆制品；低脂奶、脱脂奶、低脂奶酪等奶及其制品；芹菜、白菜、油菜、菠菜、洋葱、茄子、冬瓜、大蒜等新鲜蔬菜；苹果、桃子等水果；木耳、银耳、香菇、海带、紫菜等菌藻
适量吃食材	精米精面、畜瘦肉、去皮禽肉、兔肉、鸡蛋清、青鱼、平鱼、鲫鱼、虾、海蜇、海参等
不吃的食物	动物油、肥肉、肉皮、猪蹄、动物内脏、鱼子、蟹黄、奶油，腊肠及盐腌、烟熏食物，含添加糖的食物

豆豉炝拌洋葱

材料　洋葱1个，鲜小红辣椒3个。

调料　香菜末10克，豆豉15克，盐
　　　　1克，香油少许。

做法

1　洋葱撕去老膜，去蒂，洗净，切块；
　　小红辣椒洗净，去蒂，切斜段。

2　取盘，放入洋葱块、小红辣椒段，
　　加盐、香油、香菜末拌匀。

3　锅置火上，倒油烧至五成热，放入
　　豆豉煸出香味，浇在盘中的洋葱
　　块、小红辣椒段上拌匀即可。

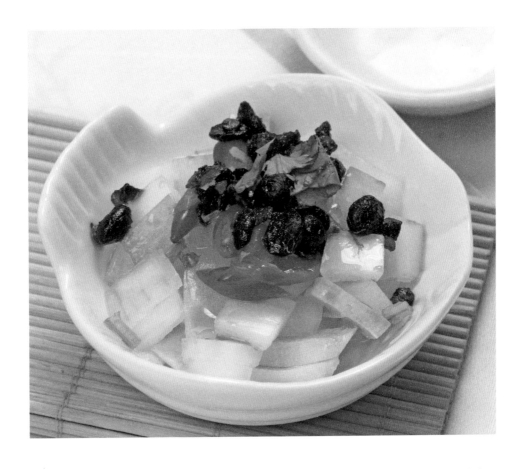

高血压合并痛风

扫一扫，看视频

营养处方

- 低嘌呤食物可以放心食用，中嘌呤食物适量食用，高嘌呤食物避免食用。

- 为了少油少盐、增加维生素、减少嘌呤摄入量，高血压合并痛风患者的饮食建议多采用凉拌、清蒸、白煮等烹饪方法。

- 多饮水，可以帮助稀释血液，调控血压，同时增加尿量、帮助尿酸排出。高血压合并痛风患者每天饮水量应在 2000 毫升以上。

- 研究发现，钾可以对抗钠升高血压的不利影响，对血管的损伤有防护作用，同时还可以促使肾排出尿酸，减少尿酸盐沉积。所以，高血压合并痛风患者可多吃高钾食物，如木耳、土豆、空心菜等。

食材选择

急性期	**选低嘌呤食物** 大米、小米、小麦、面条、玉米、土豆、芋头等谷薯；海参、海蜇等水产；白菜、芥蓝、甘蓝、芹菜、荠菜、韭黄、苦瓜、黄瓜、冬瓜、丝瓜、南瓜、茄子、胡萝卜、萝卜、青椒、洋葱、番茄、莴笋等蔬菜；橙子、橘子、苹果、西瓜、葡萄、草莓、樱桃、菠萝、桃子、李子等水果；鸡蛋、鸭蛋、牛奶等蛋奶食品
缓解期	**适量食用中嘌呤食物** 鸡肉、猪肉、鸭肉、牛肉、羊肉等畜禽肉；草鱼、鲤鱼、鲫鱼、大比目鱼、鲈鱼、对虾、螃蟹、鲍鱼、海带等水产；油菜、韭菜、四季豆、豇豆、豌豆、笋干等蔬菜；蘑菇、金针菇、银耳等菌菇；绿豆、红豆、豆腐、豆干、豆浆等豆类及其制品；花生、腰果、栗子、莲子、杏仁等干果
急性期和缓解期	**避免食用高嘌呤食物** 动物内脏、各种肉汤、火锅汤等；沙丁鱼、凤尾鱼、鲭鱼、乌鱼、鲢鱼、带鱼、白鲳鱼、蛤蜊、贻贝、干贝、鱼干等

笋干炒肉

材料 竹笋干 100 克，猪瘦肉 200 克。

调料 葱末、姜末各 5 克，盐 2 克。

做法

1 竹笋干用清水泡发，洗净，切片；
   猪瘦肉洗净，切片，用沸水焯一
   下，捞出。

2 锅置火上，倒油烧至六成热，加葱
   末和姜末炒香，放入笋干和肉片
   翻炒均匀，加适量清水烧 8~10 分
   钟，加盐调味即可。

专家
指导

猪瘦肉等肉类烹调前切好后用水焯
一下，能使肉中的嘌呤部分溶解于水
中，减少肉中嘌呤的含量。

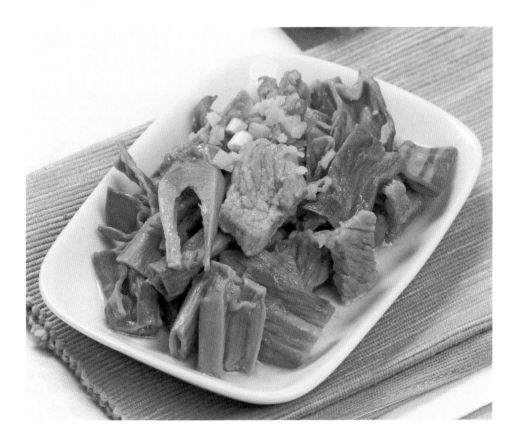

高血压合并冠心病

扫一扫，看视频

营养处方

- 饮食中应控制胆固醇的量，每天胆固醇的摄入量应低于 0.3 克，动物的心、脑、肝、肾等富含胆固醇的食物要少吃或不吃。
- 选择富含油酸的食用油如橄榄油、茶子油等，富含多不饱和脂肪酸的海鱼如带鱼、金枪鱼、鳕鱼等，建议每周吃 1~2 次。
- 钾能排除体内多余的钠盐，从而防止血压升高。维生素 C 能促进胆固醇生成胆酸，从而能降低血胆固醇，改善血液循环，保护血管壁，起到辅助调理血压的作用。土豆、芹菜、香蕉、番茄等富含钾和维生素 C 的蔬果可优先选择。
- 铬、锰具有防治动脉硬化的作用，有利于冠心病的防治。多食富含铬、锰的食物，如牛肉、玉米、葡萄汁等，糙米、小麦、扁豆、胡萝卜。

食材选择

宜选食材	大米、面粉、燕麦、玉米等谷类及其制品；白菜、菠菜、油菜等叶菜及番茄、苦瓜、黄瓜等瓜茄类蔬菜；木耳、银耳、香菇、海带、紫菜等菌藻；绿豆、红豆、黄豆、黑豆及其制品；畜瘦肉、去皮禽肉及鱼、虾等水产品
少吃或不吃的食物	咸菜、咸鸭蛋、咸鱼等腌制食品；香肠、火腿等加工食品；肥肉、肥禽、动物内脏、蟹黄、奶油等含脂肪及胆固醇高的食品；含油脂及糖多的糕点、饮料、糖果、调料等

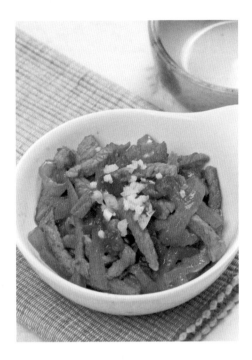
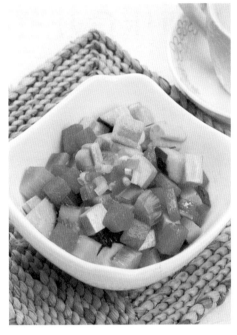

魔芋烧肉

材料 魔芋、猪瘦肉各 150 克。

调料 姜末、蒜末各 5 克，酱油 3 克，
豆瓣酱 5 克。

做法

1 猪瘦肉洗净，切丝；魔芋用沸水焯
烫一下，捞出，过凉，切丝。

2 锅置火上，倒油烧至六成热，加姜
末和豆瓣酱炒香，放入肉丝煸熟，
下入魔芋丝快速翻炒几下，加酱油
和蒜末调味即可。

炒素丁

材料 黄瓜、胡萝卜、豆腐干、莴笋各
50 克。

调料 葱末 10 克，盐 2 克，胡椒粉 1 克。

做法

1 黄瓜洗净，去蒂，切丁；胡萝卜洗
净，切丁；豆腐干洗净，切丁；莴
笋去皮、切丁。

2 锅置火上，倒油烧至六成热，炒香
葱末，放入胡萝卜丁和莴笋丁翻炒
3 分钟，下入黄瓜丁和豆腐干丁翻
炒 1 分钟，加盐和胡椒粉调味即可。

高血压合并肾功能减退

营养处方

- 三餐定时定量，限制蛋白质的摄入量。控制蛋白质的摄入一般为每日30~50克，且应摄入优质且生理价值高的动物性蛋白质食物，如鱼肉、精瘦肉、乳制品等，以减轻肾脏负担。
- 少吃钾离子含量高的食物，如黄豆、红豆、绿豆、黑豆及豆制品，还有肉类、坚果类。避免过多食用含钾的食物而造成血钾蓄积，出现乏力、心律失常等不适感。
- 忌吃咸菜、咸肉、榨菜、酱油、味精、番茄酱等高盐食物。
- 水分摄入宜适量，避免喝大量水，以保证不渴为基本原则。

食材选择

宜选食材	山药、芋头、莲藕、藕粉、粉丝等薯类及淀粉类食物；白菜、圆白菜、芹菜、苦瓜、丝瓜、冬瓜、黄瓜、南瓜、番茄、茄子等蔬菜；苹果、梨、橘子、草莓、桃子、西瓜、猕猴桃、葡萄、芒果、木瓜等水果
限量吃食材	面粉、大米、黑米、糯米等粮谷类食物；畜瘦肉、去皮禽肉、鱼、虾及蛋类食物；绿豆、红豆、黄豆、黑豆等豆类及豆制品；奶及其制品
应忌吃的食材	动物内脏（心、肝、肾、肠等）、动物脑、肥肉、肉皮、动物油、蛋黄、咸肉、咸蛋、咸鱼、榨菜、腐乳、香肠、火腿、午餐肉、腊肉等

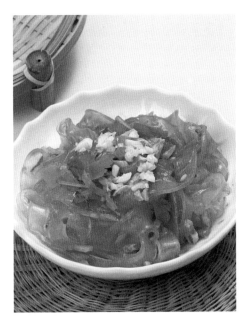

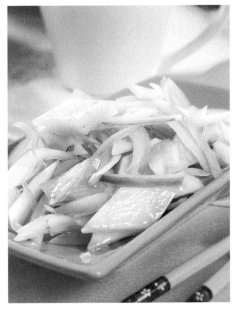

鸡丝拉皮

材料 粉皮 150 克，鸡胸肉 50 克，青
柿子椒、红柿子椒各 5 克。

调料 芝麻酱 15 克，葱末、蒜末、香
菜末各 5 克，酱油、醋各 3 克。

做法

1 粉皮洗净，切条；鸡胸肉洗净，煮
熟，捞出，沥干水分，撕成丝；青
柿子椒、红柿子椒洗净，去蒂，除
子，切丝。

2 芝麻酱用凉开水调稀，加酱油、
醋、葱末、蒜末搅拌均匀，制成调
味汁。

3 取盘，放入粉皮条、鸡丝、青柿子
椒丝、红柿子椒丝，淋入调味汁拌
匀，撒上香菜末即可。

洋葱炒土豆片

材料 洋葱 250 克，土豆 100 克。

调料 姜丝、盐各 2 克。

做法

1 洋葱剥去老膜，去蒂，洗净，切
丝；土豆洗净，去皮，切片。

2 炒锅置火上，倒入适量植物油，待
油温烧至七成热，放入姜丝炒出
香味。

3 倒入土豆片翻炒均匀，加适量水
烧熟，放入洋葱丝炒熟，用盐调
味即可。

高血压合并脑卒中

营养处方

- 适量食用鱼肉、鸡肉、鸭肉、兔肉、鸽肉等含优质蛋白质的食物，在无肝、肾功能不全的情况下，每天蛋白质的摄入量一般占总能量的12%~15%。
- 常吃些新鲜蔬菜和水果，因为其富含钾，能降低发生中风的危险性，预防中风的再次发生。
- 常吃些番茄、洋葱等富含类黄酮与番茄红素的食物，对防止血管狭窄和血凝块堵塞脑血管有积极的作用。
- 饮食不宜过甜，甜食含糖量高，可在体内转化成脂肪，容易发生动脉硬化。
- 忌吃腌渍、腊味等咸味过重的食物，这些食物含钠量较高，对脑卒中患者的健康不利。

食材选择

宜选食材	谷类：糙米、燕麦、荞麦、玉米等
	水果：柑橘、香蕉、猕猴桃、草莓等
	绿叶蔬菜：生菜、油麦菜、芥菜、芹菜、菠菜、大白菜等
	瓜茄类蔬菜：茄子、苦瓜、冬瓜、黄瓜、番茄等
	其他：银耳、芝麻
适量吃食材	粮谷类：大米、面粉等及其制品
	豆类：黄豆、绿豆、红豆、黑豆等及其制品
	调味料：醋、酱油、盐
	肉类：去皮的鸡肉、鸭肉、鱼、虾
	食用油类：橄榄油、玉米油
不吃或少吃食材	糖类：白糖、红糖、冰糖、蜂蜜、牛奶糖、软糖、硬糖等
	蜜饯类食物：果脯、蜜枣等
	含糖饮料：可乐、雪碧等
	甜味食物：豌豆糕、糖包、冰激凌、甜点等
	油炸食物：炸年糕、炸薯片、炸鸡块等

菠菜土豆肉末粥

材料 大米 80 克，菠菜、土豆、猪瘦肉各 50 克。

调料 盐 2 克，香油少许。

做法

1 土豆洗净，蒸熟，去皮，碾成土豆泥；猪瘦肉洗净，煮熟，剁成肉末；菠菜择洗干净，用沸水焯烫 1 分钟，捞出，攥去多余水分，切末；大米淘洗干净。

2 锅置火上，倒入适量清水烧开，下入大米煮至米粒熟烂的稀粥，加土豆泥、肉末、菠菜末略煮，加盐和香油调味即可。

专家指导

土豆泥也可以换成熟的胡萝卜泥或南瓜泥。

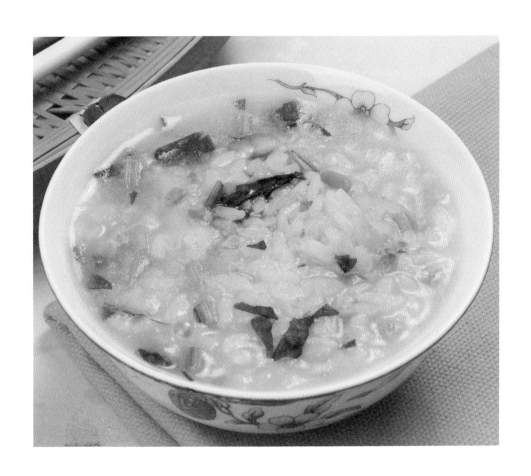

豆腐脑

材料 内酯豆腐 1 盒，牛瘦肉 50 克，
胡萝卜 25 克，水发木耳 20 克。

调料 葱花 5 克，酱油 3 克，盐 2 克，
水淀粉少许。

做法

1 牛瘦肉洗净，剁成肉末；胡萝卜洗
净，切丝；水发木耳择洗干净，切
丝；内酯豆腐倒入蒸碗中，放入烧
开的蒸锅蒸 8 分钟，取出，倒掉蒸汁。

2 锅置火上，倒油烧至六成热，炒香
葱花，放入肉末煸熟，倒入胡萝卜
丝、木耳丝翻炒均匀，加适量清
水，淋入酱油烧沸，加盐调味，加
水淀粉勾芡，浇在豆腐上即可。

专家
指导

浇芡汁前最好倒掉碗中的蒸汁，
不然会减淡芡汁的味道。

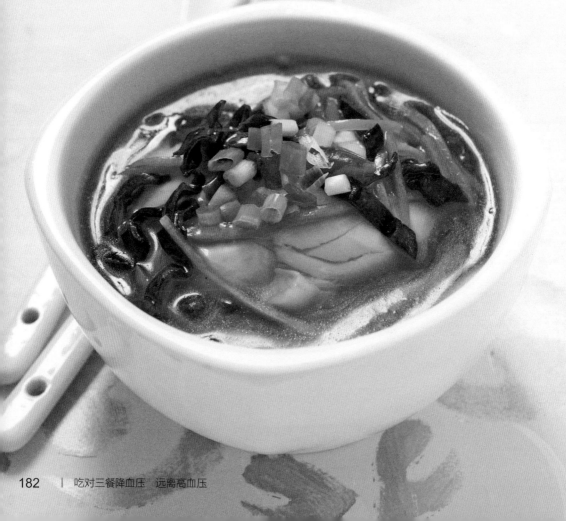